康 必 硒

——微量元素硒与健康

陈元明

著

中国财政经济出版社

图书在版编目（CIP）数据

康必硒——微量元素硒与健康／陈元明著．—北京：中国财政经济出版社，2014.2（2022.5重印）

ISBN 978 - 7 - 5095 - 5085 - 4

Ⅰ.①康…　Ⅱ.①陈…　Ⅲ.①硒 - 关系 - 健康 - 普及读物　Ⅳ.①R151.2 - 49

中国版本图书馆 CIP 数据核字（2014）第 024556 号

责任编辑：赵　力　　　　　责任校对：杨瑞琦
封面设计：思梵星尚　　　　版式设计：兰　波

中国财政经济出版社　出版

URL：http：// www. cfeph. cn

E - mail：cfeph @ cfeph. cn

社址：北京市海淀区阜成路甲 28 号　邮政编码：100142
发行处电话：88191537　北京财经书店电话：64033436　84041336
北京富生印刷厂印刷　各地新华书店经销
787×960 毫米　16 开　9 印张　100 000 字
2014 年 3 月第 1 版　2022 年 5 月北京第 20 次印刷
定价：24.00 元
ISBN 978 - 7 - 5095 - 5085 - 4/R · 0026
（图书出现印装问题，本社负责调换）
本社质量投诉电话：010 - 88190744
打击盗版举报热线：010 - 88191661　QQ：2242791300

前言

硒的元素符号是"Se"，是 1817 年瑞典化学家在检验制硫酸剩下的残渣中所发现的，硒在元素周期表中的原子序数为 34，原子量为 78.96，在第 4 周期、第 6 主族，属硫族元素。它的物理化学特性介于金属与非金属之间。

硒在地壳中的丰度为 0.000009%（一亿分之九），很难找到独立的硒矿，属于一种稀散元素。

它在地球表面的含量是不均匀的，有的地方缺乏，有的地方丰富。

人体内的硒也不是均匀分布的，在肾、肝、睾丸及附睾中浓度很高，胰腺、垂体及毛发的浓度也较高，肺、肌肉、骨骼和血液相对较低，其中心肌硒浓度高于骨骼肌，脂肪组织浓度最低。硒存在于所有的细胞和组织中，有报道说，人体内共含硒仅 14—21 毫克。

虽然在 1817 年发现了自然界存在硒，但人们对硒是很不了解的，只是在 19 世纪 60 年代偶尔报道一些高硒牧草能使牲畜中毒，因而只看到了硒有毒性的一面。整整 140 年的漫长岁月里，没有人把硒与人体健康联系在一起。

直到 1957 年 5 月 17 日，Schwarz 发现硒具有动物营养作用，这才拉开了硒与动物健康有关的序幕，使人们对硒的认识发生了戏剧性的深刻变化。

1971 年 Rotruck 确证了硒是遍布动物机体的谷胱甘肽过氧化物酶的活性成分。

1980 年中国医学科学院杨光圻教授在第二届硒国际会议上报告了《硒缺乏和克山病发病的关系》，这是首次向全世界宣布硒缺乏可能引起人类疾病。

于是，数年来，围绕着硒与人体健康开展了广泛的越来越深入的研究，从流行病学调查到基础研究、从动物实验到临床观察，终于认识到硒是人体必需的微量元素，人应该象必需摄取淀粉、蛋白质或维生素一样，也必需摄取适量的硒。

从认识硒能防治肝坏死，深入到血硒水平越低肝病越重，硒能防治肝炎、肝硬化、肝癌等等。

从认识硒能防治克山病，深入到硒能保护心肌，呵护血管，提高红细胞的携氧能力，增强红细胞的变形性等等。

从认识缺硒能使胰腺萎缩，深入到硒能保障消化吸收，能保护胰岛、防治糖尿病及其并发症等等。

从发现低硒致癌，深入到硒能解除致癌物的毒性，阻断癌细胞的能量供应，阻止癌细胞的分裂，并令其向正常化方向转化等等。

从认识硒是谷胱甘肽过氧化物酶的活性成分，深入到人体有几十种含硒酶和硒蛋白，在人体中处处全面行使抗氧化作用，系统维护免疫功能，解除种种有害物质的毒性，捍卫着人体健康。

从硒与一些药物联合使用有良好的协同或相加效应，认识到硒在攻击癌细胞、病毒等有害因子的同时，能保护正常细胞等等。

硒的作用是如此璀璨，硒的功效是如此琳琅满目，让我们随着硒元素漫游吧，用各种显微镜（光学的、电子的）、用斑点印迹法分析技术、用细胞内微电极技术、用细胞培养、用 DNA 测定等等现代科技去看看细胞、细胞器（线粒体、内质网……）、细胞器的膜、膜上的分子、分子里的基因……这些小到不能再小的地方，看看硒是怎样捍卫人体健康的。

随着日新月异的科技进步，硒的新的生理功能正在不断揭示，人类对硒的认识和利用也正在不断深入。《康必硒》的出版，只是为了普及硒的科普知识。这些知识是难以计数的科学家们用一个个试验一次次研究作出的对人类健康的奉献。

据 2003 年 11 月农业生物地球化学与富含有机态微量元素新食品研讨会会议纪要称，国际上有 600 多名药物专家联名发出警告，目前人类 90% 的疾病，是由于日常食物中微量元素配比不当或含量不能满足人体健康需要所致。2000 年 7 月 10 日国务院卫生部等 13 个部委在北京召开的中国食物强化研讨会上，海内外专家教授和中央的有关部委代表一致认为微量营养素的缺乏对人体健康和社会发展的危害是不容忽视的，它直接影响人力资源的质量。

让我们大家一起来重视微量元素硒吧！

目 录

康必硒

——微量元素硒与健康

2

目录

3

康必硒

——微量元素硒与健康

4

第一章
保护肝脏让硒一举成名

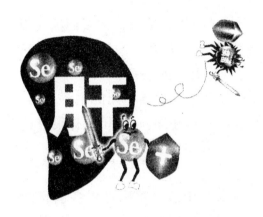

　　本来人类不知道硒与健康息息相关，只是从研究营养与肝病的关系时，发现了硒是肝脏的重要保护因子，这才逐步认识硒能保护肝脏，硒能防治肝病，硒是人体必不可少的微量元素。

硒是肝脏的重要保护因子

在 20 世纪 40 年代，由于战争，食物缺乏，许多德国人患肝病，德国政府请了一位科学家即施瓦茨（Schwarz）教授，到一个著名的研究所里研究营养与肝病的关系。

当时，施瓦茨发现蛋白质缺乏是引起肝坏死的主要原因，继而深入研究，发现含硫氨基酸和维生素 E 对肝脏有很好的保护作用。施瓦茨在研究中还发现用酵母饲料喂养大鼠一个月，就能引起肝坏死。

这项实验结果在刊物上发表三个月，收到世界各国科学家的很多信件，其中多数信件说酵母饲料喂养大鼠引起肝坏死的实验结果不能重复，只有少数人得到了相同的结果。因此有很多人认为施瓦茨的实验可能是做错了。但施瓦茨经过反复思考，认为自己的实验结果是正确的。于是施瓦茨认真分析比较为什么有的人不能重复他的实验结果，而又有的人能重复呢？终于发现饲用酵母有两种，凡是用造纸厂生产出来的酵母饲料喂大鼠，4 周后都出现了肝坏死；凡是用啤酒厂生产出来的酵母饲料喂的大鼠，4 周后都未出现肝坏死。说明在啤酒酵母中存在着一种活性很强的可以防止肝坏死的因子，从它防止肝坏死病发展的角度来看，其生物活性比含硫氨基酸和维生素 E 还要强。

经过十年的潜心研究，在试验室里，施瓦茨从啤酒酵母的酪蛋白乙醇萃取液中分离出一种很纯的物质，滴上一滴碱立刻闻到一种很强的大蒜气味，在场的一位来自南达科他州

（高硒地区）的朋友觉得这种气味很像吃了高硒饲料的牛呼出的气味，建议测定其中的硒。由此，经过多次测定，1957年5月17日终于发现这种能强烈保护肝脏的物质就是硒化合物。

这是人类第一次发现硒是营养性肝坏死的重要保护因子，也是人类第一次证明了硒有动物营养作用。自此拉开了研究硒与健康的序幕。施瓦茨教授因此被载入史册，永垂不朽。

国际上为了纪念施瓦茨，特别设立了一个专门的科学奖项——"施瓦茨奖"，以奖励那些在硒研究领域做出杰出贡献的科学家们。

肝病越严重，血硒含量越低

医学家们在肝病的研究中发现：越是病情严重，血液中的硒水平越低。如乙型肝炎表面抗原携带者、急性肝炎、慢性迁延性肝炎、慢性活动性肝炎、重型肝炎、肝硬化、直至肝癌患者的血硒水平几乎依次下降，显著低于正常对照组（王志新，1994；黄培新，1996）。不断证明良性肝病患者血硒较低，肝癌患者血硒更低。

对于现实生活中的这种客观现实，医学工作者开展了多方面的深入研究，不断发现肝炎病毒侵入人体后对肝细胞本身有直接损害作用，从而需要更多的硒来保护肝细胞膜结构及其功能的完整性，否则肝硒及血硒含量会持续下降，疾病也就不断恶化。

随着肝组织内硒水平及谷胱甘肽过氧化物酶活力的显著降低，肝脏不能及时清除过量的自由基和阻止脂质过氧化反

3

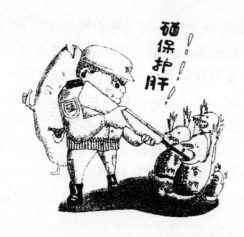

应，进一步促进自由基及过氧化脂质对肝细胞的损伤。在得不到及时休息、治疗，待别是不能及时补硒的情况下，会使肝病日趋恶化。无怪乎有肝炎病史者发生肝癌的危险性是无肝炎病史者的 3 倍，肝硬化合并肝癌者可高达 60%—90%。由此，不能不使人认识到：低硒可能是肝炎、肝硬化发生癌变的一个促发因素；对低硒的肝炎患者，早期补硒治疗，对改善病情、预防癌症发生，可能是一条可行的新的防治途径。

硒创造的奇迹——大幅度防治肝炎

肝炎是由 5 种以上病毒中的某一种病毒引起的肝部疾病，已对人类健康造成很大的危害，中国人也饱受肝病之苦。面对这样的现实，中国的医务工作者为防治肝炎做出了巨大的努力，特别是在利用硒防治肝炎方面作出了突出的贡献。

首先，发现并证明了肝炎病人的血硒水平和发硒含量显著低于健康人群。接着用各种补硒方法都取得了预防和治疗肝炎的可喜成果。如中国医学科学院肿瘤研究所著名专家于树玉教授带领科研队伍以江苏启东县为现场，含辛茹苦16年，潜心研究硒对肝炎及肝癌的影响，在启东县民主乡2万多人中实行补硒，连续观察3年，发现民主乡的肝炎发生率显著低于周围6个对照乡，肝炎发生率下降56%。一项单因子技术，能这样大幅度防止肝炎的发生，真是一个奇迹！

有关刊物纷纷报道了乙肝病人用硒制剂治疗的效果。如于天贞等（1996）治疗肝炎病人50例，临床治愈39例，好转7例，治愈好转率达92%，疗效显著高于对照组。袁科生等（1996）治疗60例慢性肝炎，治愈43例，好转12例，治愈好转率亦达92%，疗效明显优于对照组。还显示用硒制剂治疗病毒性肝炎黄疸消退快，降转氨酶效果好。同时从治疗中体会到，对难治性的慢性肝炎在服用其他保肝药物的基础上加服硒制剂，效果会更好。

用硒防治酒精性肝病

适量饮酒有益身体健康，但长期饮酒或较大量饮酒时，除了容易产生眩昏、口齿不清、呕吐、步履不稳等现象外，更严重的是会使肝脏受损，造成肝病或肠胃病。这种因酒精引起的肝病，最初表现为酒精性脂肪肝，继而可发展成酒精性肝炎，严重时成为酒精性肝硬化。

现代科学研究证明：肝炎、肝硬化等肝损伤，都可以表现为血硒降低，而低硒又能促成酒精性肝病的发生；大量乙醇在体内代谢，可使肝细胞发生脂质过氧化反应而导致肝细胞坏死。

基于酒精性肝病与硒的这种紧密关系，有学者专门研究了硒对酒精性肝病的疗效，如周敬铨等（1996）收集酒精性肝病患者 89 例，饮酒史 3—25 年，平均 8 年，每日饮酒量 60—170 克，平均 80 克，排除了病毒性肝炎和其他病因肝病。89 例随机分为治疗组和对照组。治疗组患者禁酒，口服硒，对照组患者禁酒，口服维生素。酒精性脂肪肝治疗 4 周后，酒精性肝炎治疗 8 周后，酒精性肝硬化治疗 12 周后复查。结果表明：酒精性脂肪肝、酒精性肝炎患者服硒组，在临床症状、体症、影像学和实验室指标方面的改善程度明显好于未服硒的对照组；酒精性肝硬化服硒组转氨酶全部恢复正常，3 例伴有中度腹水者，2 例腹水消失。

又如石同幸等（2002）给大鼠喂饲酒精 3 个月，其肝组织中的脂质过氧化物终末产物丙二醛含量与对照组相比明显升高（$P < 0.01$），抗氧化酶中的超氧化物歧化酶和过氧化氢酶的活性明显降低（$P < 0.05$），黄嘌呤氧化酶活性明显升高；酒中加硒能明显降低肝组织中的丙二醛含量，上述三种酶的活性亦有所恢复。他们的结论是硒对酒精中毒所致大鼠肝脏损伤有一定的保护作用。

可见，大量饮入酒精使肝细胞变性、发炎甚至肝硬化，而硒又可使这些病变逐步恢复。

硒能降低血脂和预防脂肪肝

血脂是指血浆中的脂类含量，按化学成分说，血脂的主要成分是甘油三酯和胆固醇。根据各类脂蛋白的物理性质进行分离并加以分类时，又可分为低密度脂蛋白（促粥样硬化的因素）和高密度脂蛋白（防促粥样硬化的保护因素）等。高脂血症是公认的冠心病危险因素，血脂代谢异常是动脉粥样硬化发生发展的重要原因，也是脂肪肝形成的重要原因。

脂肪肝是指肝细胞内有过多脂肪积聚的现象。脂肪肝患者肝内增加的脂类是甘油三酯。轻症病人只是单纯的肝细胞脂肪变性，较重的病人中有中度至重度肝炎，长期和慢性病人可能会发生纤维化和肝硬化。

李爱阳等（1997，1999）研究中检测血脂指标变化时，发现硒可降低血清胆固醇含量，降低低密度脂蛋白含量，同时提高高密度脂蛋白含量。高密度脂蛋白具有将血液中的胆固醇转运到肝脏进行降解和排泄的功能，血液中高密度脂蛋白高，胆固醇含量自然降下来了。

王福娣等（1997）专门研究了硒对血脂及脂肪肝的影响，结果发现在高血脂的情况下补硒，可明显降低胆固醇、甘油三酯和低密度脂蛋白水平，同时明显提高高密度脂蛋白水平。肝脏病理结果显示：正常肝脏色泽鲜红，边缘锐利，质韧富有弹性；而采食高脂日粮后肝脏明显增大，颜色黄腻、包膜紧张、边缘圆钝、质软韧性差，切面有油腻感，呈典型的脂肪肝，补硒后在色泽、质地、体积方面都有不同程度的减轻；显微镜检查还可看到高血脂组的肝脏呈弥漫性肝脂肪滴，补硒组的这些肝脂肪变性明显减轻。在同时补充维生素 E 时，以上效果更为明显。

看来，硒能调节血脂、抑制脂肪肝形成，补硒对高血脂症有一定的预防作用。

硒保护肝的方方面面

硒保护肝的主要途径，有以下几个方面：

1. 减少环境中的有害物质对肝脏的伤害。

2. 通过谷胱甘肽过氧化物酶完成的抗氧化作用，保护肝细胞的结构完整，清除有害自由基，加快脂质过氧化物的分解，从而保护肝脏。

3. 硒可作为免疫系统的非特异刺激因素，刺激体液免疫和细胞免疫系统，调节机体的免疫功能，有助于提高肝脏自身的抗病能力，如已入侵肝脏的肝炎病毒，可被肝脏自身的免疫功能大量消灭。

4. 硒是肝癌细胞的抑制剂和治疗剂。科学家将人的肝癌细胞置于一定实验环境下培养，结果发现，当培养环境中有硒存在时，就能抑制肝癌细胞的生长，并且还可使其向正常化方向转化。在这里必须提到的是，硒对在同样条件下培养的正常肝细胞生长无抑制作用，反而有一定的保护作用，在缺氧条件下，这种保护作用更为突出。

5. 在肝病治疗中会用到一些药物，明知其有毒副作用，却又不得不用。而当硒与这些药物联合使用，竟然出现了良好的协同或相加效应，明显高于单独用药的效果。这种协同或相加效应，适于患者长期治疗，对临床应用意义深远。

总而言之，硒时时刻刻在保护着肝，捍卫着人体健康。

第二章
硒系统呵护心脑血管

> 基于国内外的大量研究资料，不能不使人清醒地认识到心血管系统是对缺硒十分敏感的组织器官，体内硒水平不足可引发心肌损伤、动脉粥样硬化和红细胞膜变性等一系列病患；体内硒水平充分则可修复已出现的损伤，保护心血管系统，起到维护心血管系统正常结构和正常功能的作用。

令人心碎的克山病

大约 80 年前，人们记载了在黑龙江省一带，有一种奇怪的病，患者面色苍白、手足冰凉、头晕气短、恶心呕吐，死亡率很高。当时既找不出发病的原因，又找不着防治的办法，只因在克山县发病率高，症状典型，就把这种病定名为"克山病"。

经许多病理学家、流行病学家、地方病专家以及许多医学基础研究专家多年含辛茹苦呕心沥血的研究，才使人们知道，克山病是一种以心脏病变为代表的地方病，病理特点是散发于心肌的多发性、局灶性心肌坏死，表现为心率失常、心动过速或过缓、心功能性代偿心脏扩大呈球形、发生心源性休克或心力衰竭。主要易感人群是 2—6 岁儿童和育龄妇女。

著名地方病专家，在克山病防治中作出重大贡献的于维汉教授，曾不止一次地看到当天还活着的人，第二天便突然死去了。还有一次，已经看出一个孩子可能要发病了，让家里人赶快送医院抢救，但那名儿童不幸在求救途中离开了人间。此情此景怎不令人心碎？

克山病在临床上可分为急型、亚急型、慢型和潜在型，大部分发生在农村半山区，从东北、华北、西北到西南的 15 个省、自治区都有分布，严重危害着人民群众的健康。

硒成了一方百姓的保护神

面对如此大面积的、危及人民生命的严重地方病，如何防治呢？

起初，医生们认为这是一种营养缺乏病，提出经常食用豆腐，就有一定的预防作用。

后来，经过多方面专家的探索，渐渐认识到克山病人群的内外环境都处于缺硒状态中。中国科学院地理研究所在70年代初，从全国6个省53个县的克山病区及非病区采集了200多份粮食样品，测定其中16种与生命有关的元素，即钾、磷、镁、硫、钙、钠、铜、锌、锰、硼、钼、硒、钴、锶、钡和铅，发现与克山病最有关系的就是硒元素。进一步扩大采样范围，在15个省区收集了700余份样品，测定结果也是一致的。都说明了严重发生克山病的地区，是土壤中硒元素严重缺乏的地区。在这种土壤中生长的粮食作物含硒低，在当地放牧的羊群血硒、毛硒也低。以当地粮食为主食的儿童和成人，每日饮食中硒的摄入量仅相当于非病区的1/2左右。病区人群的血液、全天24小时的尿液、头发、心肌、肝和肾中的硒含量，都明显低于非病区，而且低的程度随病情的严重程度而增大。

西安医学院克山病研究室监测了防治人员进出病区前后体内的硒变化情况，发现进入病区后，他们体内的硒水平明显降低，脱离病区后则回升。说明人体内的硒水平主要是受食物中硒含量的影响。

若以红细胞的生物学半减期为120天计算，一个平时能摄入足够硒的人，进入病区，完全食用当地的低硒膳食，3个月后，就可能出现克山病症状。

1974年在四川省冕宁县重病区给4500余名1—9岁儿童服用亚硒酸纳，8个月为一个疗程，疗程结束时，只有10名儿童发病，发病率为2.2‰，而相同数量的未服用亚硒酸纳的儿童中，有54人发病，发病率为13.6‰。差别十分明显。

第二年继续扩大观察人数，效果一致。

第三年改为全面服硒，一万两千余名儿童中只有4人发病，发病率仅0.3‰。

此后又通过约140万人次的大面积实验，也取得类似结果。未服硒的发病儿童，约有半数在发病后一年内死亡。服了硒的儿童，即使发病，病症也较轻，其中大部分人的心脏功能在继续服硒后能基本恢复正常。

总之，服硒的人群病情轻、治愈率高、死亡少；未服硒的人群病情重、治愈率低、死亡多。说明了硒对克山病的防治效果是明显的。

截至 1979 年止，全国各病区服硒人群已达 142 万余人。至 1983 年底，全国已有 1500 余万克山病区人民坚持实行着服硒预防，经统计学方法严格处理后确认，硒是目前预防克山病（尤其是急型和亚急型）最为有效的药物，具有可靠的预防效果。

陕西省地方病防治研究所 1996 年报道：他们对陕西省克山病重、中、轻病区的病情及内外环境中的硒含量进行了监测和预防工作。在 1986—1990 年的 5 年中，病情基本稳定，并呈逐年下降趋势，土壤硒含量有所提高，头发中硒含量也有所提高，是几年来硒膳食改变所发生的变化。

四川省冕宁县 1996 年报道：克山病情随补硒面积的增大而好转。

几十年的艰辛努力，用硒制服了曾经肆虐横行的克山病。

中国人荣获了"施瓦茨（Schwarz）奖"

中国科学界"硒缺乏与克山病发病的关系"的研究成果，在参加 1980 年第二届国际"硒在生物学和医学中的作用"专题讨论会上报告时，引起了震惊，因为是首次有力地证明了硒是人体的必需微量元素，成为人类认识硒的重要里程碑，因此，1984年，在北京召开的第三届国际硒会议上，获得了国际生物无机化学家协会授予的"施瓦茨奖"。

国际生物无机化学家协会主席施劳斯（Schrauzer）主持发奖仪式，施瓦茨夫人专程从美国赶来，把1984年度的施瓦茨奖的证书和奖章授予中国科学家。

这是中国人第一次荣获施瓦茨奖。这是对中国科学家首次证明硒是人体必需微量元素这一重大贡献的铭志。

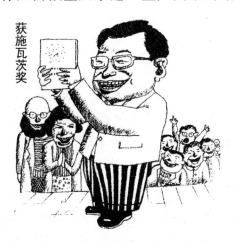

获施瓦茨奖

缺硒是心血管病的元凶之一

克山病是一种以心脏病变为代表的地方病，那么不是地方性的心脏病是不是也与硒有关呢？

在美国的缺硒地区，死于高血压、中风及其他与心血管病有关的人，比富硒地区高3倍。一些富硒地区的心脏病发病率比全美国的平均水平低67%；而在缺硒地区，心脏病发病率比全美国的平均发病率要高。调查美国19个州的冠状动脉病、高血压、心脏病死亡率与血硒浓度的关系，发现这些病死亡率高的州，其血硒浓度则低。在哥伦比亚的缺硒地区，心脏病的死亡率比平均水平高22%。

芬兰和新西兰曾是心肌梗塞死亡率最高的两个国家，恰恰也是土壤中硒含量最低的地方。

在芬兰，饮水中含硒量为0.1微克/升的地区，每1730人中有一个人得心脏病，而在饮水中硒含量低于0.05微克/克的地区，每224人中就有一个人得心脏病。

在中国，研究得更为深入。

王月华等测定了46例冠心病患者的血清硒水平为42.3微克/升，92例正常对照的为126微克/升，差异显著，表明冠心病人的血清硒平均值明显低于正常人。

王郁文等研究硒与心血管疾病的关系是，24例冠心病患者的血清硒含量为101微克/升，8例心肌梗塞患者的血清硒含量为95微克/升，105例正常对照者的血清硒含量为114微克/升，表明心血管疾病的发病危险因素与硒有密切关系。

心脏病和心肌炎病人的血硒含量显著比正常人少，在青海省贵德县仅为正常值的一半。

山东省泰安疗养院的心脏病科大夫陈国威等一行4人，因看到许多缺硒引起畜禽众多病变的报导，而亲临缺硒严重、居民血硒偏低的青藏高原，调查缺硒对居民健康的影响。他们在青海省门源县上西滩村的255人中查出28人患心血管病（10.98%），几乎每10人就有一名心脏病患者，28名患者中有17人为心肌病患者；在贵德县斜马浪村的356人中，查出17人患心血管病（4.77%），其中9人为心肌病患者。可见在这些地区大部分心血管病人是因心肌受损而引起的。

在内外环境都缺硒的人群中最突出的病症是心肌病，说明心脏是对硒十分敏感的器官。

心肌组织内的硒呈不均匀的梯状分布，心肌硒含量从低到高的顺序为右心房、左心房、室间隔、右心室、左心室、即从心底到心尖部逐渐增高，这是与各腔室内压力、容积和负荷相匹配的，即负荷越是大的部位硒含量越高。

当体内严重缺硒时，心肌中硒含量低，使谷胱甘肽过氧化物酶活性降低和自由基含量上升，过多的自由基会致使心肌脂质过氧化物含量增加，对心肌细胞造成氧化损伤。这一连串的生物化学作用，都会因补充适量的硒而得到正面调整。

上述生物化学过程已经在无数的科研结果中得到充分验证。因此缺硒损伤心肌、补硒保护心肌这一事实已经得到世界各国有关科学界的一致公认。

国内、国外的大量资料，不能不使人清醒：人体缺硒是易患心血管病的重要因素之一。为了心脏的健康，适量补硒是有益无害的。

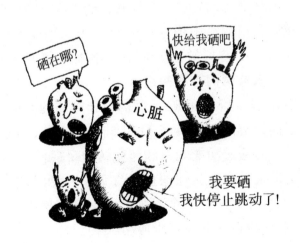

硒保护心脏的缺血缺氧性损伤

近年来人们注意到，临床上给心肌梗塞的病人补硒，能促进心功能指标的改善，起到辅助治疗的作用。

心肌梗塞时（还有体外循环时），受累心肌处于缺血缺氧状态。缺血缺氧会对心肌造成严重损伤，在这种非常时刻怎样保护心肌呢？

为了排除神经、体液等因素的干扰，朱天义等利用器官培养心脏模型，只观察硒对心肌的作用。由于多篇论文都引用了他们的研究成果，因而在此略作介绍：

将孕龄16—18天的小鼠胚胎在无菌条件下剖取心脏，把还在搏动的心脏放入培养瓶内的气体和液体交界面的不锈钢支架上，使心脏的底部进入培养液，而心尖暴露在气体中，密封培养瓶后在培养箱中培养。

在培养环境中造成缺血、缺氧、缺血缺氧三个处理，并分别设补硒和未补硒两个实验组。

各组培养14—17个心脏，观察心脏搏动的时间，在实验开始后的不同培养时间测定心脏组织的硒含量，并采样作心肌细胞膜系统的通透功能观察和超微结构观察。

实验结果是，在实验性缺血条件下，补硒组的17个心脏培养到30个小时，仅有6个心脏的心室停止搏动，而未补硒组的17个心脏的心室全部停止搏动。

在缺氧条件下，补硒组的14个心脏心室搏动持续时间平均为150分钟，未补硒组的14个心脏仅为100分钟。

在缺血缺氧条件下，补硒组的 15 个心脏心室搏动时间平均为 93 分钟，未补硒组的 14 个心脏心室搏动时间平均为 54 分钟。

在这三种实验条件下，都表明补硒组心室的搏动时间显著长于未补硒组，可以证明硒有维持心脏存活和搏动的作用。

心脏硒含量的测定结果是，补硒组心脏的晒含量比未补硒组的硒含量高 4 倍以上。

刘红刚等（1990）研究了自然状态下硒对心肌缺氧的保护作用，他们将健康大鼠分作补硒组和未补硒组，从上海市（海拔 5 米）空运至兰州市（海拔 1500 米）、青海省天峻县（海拔 3416 米）和青海省沱沱河兵站（海拔 4700 米），观察到大鼠由近海平面携住高原后，心肌细胞发生变性坏死及间质水肿等病变，并随海拔增加而由轻微至严重，但补硒组病变明显较轻，证明了硒对大鼠心肌细胞高原急性缺氧损伤具有保护作用。

还有实验证明，在损伤的早期，硒能保护心肌细胞膜系统的通透性而维持细胞的正常代谢；当病变发展到结构损伤时，硒能稳定膜结构的完整性，推迟不可逆损伤的发生。并且根据加硒组心脏细胞内核糖体数量明显增加而推测，硒可能在蛋白质合成和促进损伤细胞修复过程中起作用。

看了这些实验结果，就会稍稍明白一点为什么医学工作者在临床上给心肌梗塞病人用硒进行辅助治疗了。他们发现用硒可以缩小心肌梗塞面积，可以改善心室收缩和舒张性能，调整心律失常，甚至可降低死亡率（张爱元等，1995）。

硒对血管的呵护引人注目

　　血管内皮细胞损伤是动脉粥样硬化的始动环节，内皮细胞位于血管壁内膜表面，与血液直接接触，它不仅是各种因子作用的靶细胞，其本身也是分泌细胞，可以分泌多种生物活性物质，其中肿瘤坏死因子（TNF，除具有杀肿瘤细胞效应外，还可引起发热和炎症反应）是调节动脉粥样硬化发生发展过程中的重要因素之一。

　　和红等（1999）用体外培养小牛主动脉内皮细胞的方法，研究了硒与 TNF 和动脉粥样硬化的内在联系。研究结果表明，硒可减轻 TNF 对内皮细胞的损伤、促进内皮细胞增殖、抑制凋亡及降低脂质过氧化物生成。认为硒阻抑 TNF 对内皮细胞的损伤作用，可能是硒抗动脉粥样硬化形成的重要机制之一。

　　陆通等（1993）研究了硒对动脉粥样硬化消退的影响。他们以鹌鹑为实验对象，先给予高胆固醇饮食（基础饲料＋1％胆固醇＋15％猪油），7 周后，解剖一部分，证明已诱发了主动脉及头臂干动脉出现粥样硬化。将余下的鹌鹑均分成两组，一组补硒，另一组作不补硒对照。15 周后，结果表明，硒使动物血清总胆固醇、甘油三脂和脂质过氧化物持续显著降低，并明显提高高密度脂蛋白胆固醇/总胆固醇比值。试验15 周末，动物动脉组织胆固醇含量降低，动脉粥样硬化指数显著减少。说明硒有明显加速实验性动脉粥样硬化症消退的作用。

　　流行病学调查表明硒与高血压相关，为了解硒为什么与高血压相关，张世联等（1999）观察了自发性高血压大鼠服硒后，红细胞膜的生理生化变化。结果表明，硒可以提高红细胞膜上钠泵和钙泵的活性，有助于减少细胞内 Ca^{++} 含量，还可以提高舒血管活性物质水平，总体倾向于改善血压。预示了长期服硒有利于改善血压或辅助降压的效果。

Han 等（1994）报道了补硒对预防妊娠高血压的作用，对52名有妊高症高危险因素的孕妇，在妊娠后期给与6—8周补硒治疗（100微克/天），结果降低了妊高症和妊娠性浮肿的发病率。

刘红梅等（2002）通过研究指出，摄入适量的硒，增加血管中硒蛋白的含量，有益于血管正常功能的发挥，防止血管疾病的发生。

降低血液粘稠度，减少血栓形成

人体对氧的需要，是通过血液中的红细胞所含的血红蛋白来完成的。当血液流过肺泡时，吸到肺泡中的氧便与血红蛋白相结合，随着血液的流动，把氧输送到人体各部位。

当空气中的氧不充分时，正常流动的红细胞不能携带足够的氧，于是人体就制造更多的红细胞，通过增加红细胞和血红蛋白的数量来增加血液的携氧能力，这就是缺氧引起的红细胞的代偿性增加。

事物往往具有两面性，红细胞数增加了，血液的携氧能力提高了，满足了正常代谢的基本需要，这是有利的一面。另一方面，由于血液中红细胞的增加，而提高了血液的浓度，使血液的粘稠度增大。

由于血液在血管中的流动与粘稠度成反比，因此，血液粘稠度增加会使血液流动减慢，血液流动状态的这种改变，是血栓形成的重要原因之一。

当血液中红细胞数量超常增加，使红细胞压积（一种细胞数量的表达方式）超出正常范围（男≥54%，女≥50%）时，会引起血液粘度增加，常会在血液流动缓慢的循环系统造成组织缺氧，如在高海拔地区常见的颜面皮肤呈红紫色。

中国农科院的专家陆肇海、苏琪、刘强等（1996）在海拔2300、3000和4000米的青藏高原地区进行肉用雏鸡的试验，发现雏鸡的体重随着海拔的升高而降低，死亡率随海拔高度的升高而增加。同时发现随海拔升高，红细胞数增加，血红蛋白含量也随着增加，这是典型的高原缺氧引起的代偿性增加。经过补硒后的雏鸡，体重可增加4%，死亡率可降低40%，红细胞数和血红蛋白含量都约少增加17%。说明经过补硒，提高了血红蛋白的携氧能力，减少了红细胞的代偿性增加。

葛淼（1999）收集了我国151个市（县）及医院和有关单位测定的10724例健康中年男性红细胞压积参考值，分析了这些测值与海拔高度的关系，发现随海拔高度增加，红细胞压积也逐渐增大，相关很显著。表示随海拔高度的逐渐增加，空气逐渐稀薄，氧含量逐渐减少，机体为了适应缺氧的环境，血液中的红细胞代偿性地增加，使红细胞压积逐渐增大，继而血液粘度增加，以致容易形成血栓。

李爱阳等（1999）的动物实验证明，硒可明显降低红细胞压积、红细胞聚集性和红细胞聚集指数，使血液粘度降低，达到活化血液流变性的目的。

刘为民等（1995）指出，低硒也可以使红细胞变形性显著降低，而补硒和维生素 E 后，红细胞变形性明显提高。

在上述硒能改善血液流变性功效的基础上，再看硒对血栓的作用。

郭委安等（1996）用外科手术方法阻塞大鼠一侧大脑中的动脉，复制脑梗塞模型，设补硒组和未补硒组。结果发现补硒组的平均梗塞面积明显减少，病变向"基本正常"的转化率明显增加，I 期活跃病变率明显降低。说明硒对实验性脑梗塞有保护和促进愈合作用。

硒提高了红细胞的携氧能力

在体外保存人的红细胞（血库中的血）时，加入微量的亚硒酸钠，可以显著防止红细胞"老化"，所谓"老化"，就是指膜上酶的活性降低和膜的功能降低。储存时间越长，防止老化的作用越明显。其原因就是硒保护了红细胞膜上 Na·K—ATP 酶的活性和增加了膜脂流动性。

在人和高等动物血液中，红细胞的血红蛋白是负责把氧带到全身各处的，在硒营养不足的情况下，血液中谷胱甘肽过氧化物酶活性降低，血红蛋白就会受到自由基的氧化破坏，造成携氧能力降低；在硒营养充足时，血红蛋白得到很好的保护，携氧能力强，能把氧带给机体的每一个细胞，使每一个细胞都能行使正常的功能。

在克山病防治研究中早已发现，克山病患者有红细胞损伤和红细胞膜结构与功能的改变，在病区日粮中补充硒和维生素 E 后，能使红细胞中的高铁血红蛋白还原酶的活性增加 4

倍（7.64/1.90）。红细胞体外 H_2O_2 诱发溶血实验证明，补硒也可明显保护红细胞膜的完整性。

中老年人由于血管硬化会造成局部供血不足而引起病变，因此提高血红蛋白的携氧能力对保护中老年人的身体健康有重要意义。

各个方面的实验研究表明了，缺硒与心血管系统疾病关系密切，由于硒能抑制脂质过氧化反应，消除自由基的毒害，从而保护心肌正常代谢，改善受损心肌收缩和舒张性能，维持心血管系统正常结构和功能，而且可以调节体内血脂代谢，减少或减轻动脉粥样硬化的发生，提高红细胞的携氧能力，改善血液流变学性状，可以说硒具有维持心血管系统正常结构和正常功能的作用。

第三章
深刻影响消化吸收和糖代谢

> 数以千万计的糖尿病人，采取种种措施，期盼着能控制病情，杜绝并发症的发生。
>
> 是否知道缺硒可引起胰岛 β 细胞合成及分泌胰岛素功能的原发性损伤，补硒可保护胰岛，正确补硒是防治糖尿病的治本措施之一。

缺硒使胰腺伤痕累累

国内外学者都已发现，在缺硒情况下，不仅能引起心肌坏死，同时还会造成胰腺的病变。在医学上，认为胰腺是较难保护，又较难治疗的人体重要器官。

胰腺包括有管腺和无管腺二部分：有管腺属外分泌系统，分泌消化液，经导管直接进入十二指肠，消化液中含蛋白酶、脂肪酶和淀粉酶等，对人体的消化吸收起着十分重要的作用；

无管腺属内分泌系统，腺体细胞象岛一样游离在有管腺泡的间隙中，因而称为胰岛，胰岛中的β细胞分泌胰岛素直接进入血液，通过促进细胞对葡萄糖的摄取及其在细胞内的氧化利用而调节人体的糖代谢。

缺硒既影响胰腺的形态结构，还影响胰腺的生理功能，说明胰腺也是对硒很敏感的器官。

多方面的研究已经证明缺硒可引起胰腺萎缩、变性乃至坏死。如美国康乃尔大学 Combs 和中国农科院陆肇海、苏琪等用缺硒饲料喂养雏鸡后，很容易看到胰腺萎缩，用光学显微镜观察组织切片，可以看到胰腺组织中有许多空泡和结缔组织纤维化，这些空泡和纤维化的程度随饲料中缺硒程度的严重而加深。用电镜观察，可以证实鸡胰腺超微结构病变始于内质网（一种只有在电子显微镜下才能观察到的细胞结构），表现为内质网的减少、扩张及空泡化。在克山病尸检病例中胰腺腺泡萎缩的检出率高达43.5％。

缺硒造成胰岛病变的主要表现是胰岛的体积缩小，分泌细胞排列异常，胰岛的β细胞排列成很不规则的条索状，索间形成较大空隙，β细胞数减少，使胰岛呈空虚状。应用免疫组织化学与图像分析相结合的方法观察缺硒大鼠胰岛结构的损伤，发现多项结构参数异常（如胰岛素免疫反应阳性物面积与胰腺组织面积百分比等）。

胰岛的病变一般与外分泌腺泡病变是平行的，即腺泡萎缩愈重，胰岛的损害愈明显。形态的变化必定伴随着功能的变化。

硒保护消化吸收

张桂珍等（1994）专题研究了硒和维生素 E 对胰腺腺泡分泌功能的影响，结果表明，缺硒降低大鼠血清淀粉酶和脂肪酶的活性，胰腺组织的淀粉酶和脂肪酶活性也同时降低。补硒后血清和胰腺的淀粉酶和脂肪酶的活性都能明显提高，特别是同时补硒和维生素 E 的提高幅度最大，说明缺硒降低了胰腺腺泡合成和分泌淀粉酶和脂肪酶的能力，证明了缺硒可引起胰腺外分泌功能的原发性损害。

陆肇海、苏琪等（1991）在研究我国天然低硒饲料对畜禽生产、健康与疾病的影响时指出，缺硒动物普遍拉痢，在实验后期出现采食量和增重均急剧下降。李光辉等（1990）在论述羊、猪、鸡、马等畜禽的缺硒疾病时，都有食欲减退、呕吐、腹泻、经常拉稀、发生顽固性腹泻等消化不良及胃肠机能紊乱的症状。比较典型的是青海省三角城种羊场，地处海拔 3000 米以上的高寒缺硒草原，每年羊的产羔季节，腹泻、红痢等消化道疾病高发，采用抗菌药、抗生素等等措施，收效甚微，特别是那些体重大，又白又胖的好羔更容易猝死。自 1985 年开始补硒，使该羊场一改亏损局面，变成当地少有的盈利羊场。

在人体临床上，也有用硒辅助治疗消化道疾病取得疗效的报道：

刘庆民等（1996）收集经胃镜活检病理确诊为慢性萎缩性胃炎患者 69 例，随机分为两组，治疗组 42 例，服用胃蛋白合剂和吗丁啉常规胃药并加服硒，对照组 27 例，只服常规胃药，3 个月后作胃镜病理随访。治疗组胃粘膜不典型增生消失率达 69%（11 例消失/16 例），肠上皮化生（肠上皮细胞发生畸变而向癌细胞转变的过程）总好转率达 61%，萎缩性胃炎总有效率达 67%，与对照组相比，疗效差别明显。说明补硒对萎缩性胃炎有一定辅助治疗作用。

安徽医科大学附属医院观察了用有机硒辅助治疗消化性溃疡的疗效，据常规诊断标准选定胃溃疡、十二指肠溃疡患者，经胃镜证实后分为实验组和对照组。实验组口服雷尼替丁，同时服有机硒，对照组只服雷尼替丁，2 周为一疗程。连用 2 个疗程后，实验组患者上腹痛、腹胀、嗳气等症状大多在 1—2 周内消失，食欲增进，体力恢复，少数在 4 周时恢复，对照组症状缓解较实验组迟 1—2 周。良性胃溃疡患者有发生癌变的可能，因此在应用抗溃疡药物的同时加服有机硒，除可加速和提高溃疡 4 周愈合率外，同时还具有预防癌变作用，这是单用抗溃疡药物所未能具备的特点。

综上所述，缺硒可引起胰腺外分泌功能的原发性损伤，补硒可保护胰腺，进而保护营养物质的消化吸收和消化道的正常生理机能。仅就这一点而言，对人们渴望的、时时在祝福、在祈求的保持健康是多么重要啊！

硒影响胰岛分泌功能

胰岛的内分泌细胞 60%—80% 为 β 细胞，当胰岛受损伤达到一定程度时，β 细胞分泌胰岛素的功能减退，引起人体胰岛素缺乏，就会出现糖代谢紊乱，表现出血糖水平升高，尿糖大量排出，称为糖尿病。

近年来，糖尿病的发病率在逐渐增长，如得不到有效控制，将使数以千万计的个人和家庭受到糖尿病的威胁。有的老人说，过去是没钱买不起好吃的，现在是能买得起了，却吃不得，真是有苦难言。

糖尿病能不能防治？可以看一看关于胰岛受损机制的研究结果。

张桂珍等（1996）发现当胰岛分泌功能受损伤时，血清及胰腺组织的谷胱甘肽过氧化物酶活性显著降低，脂质过氧化物含量明显上升，经补充硒和维生素 E，胰岛分泌功能提高的同时，伴有血清及胰腺谷胱甘肽过氧化物酶活性水平升高及脂质过氧化物含量的显著降低，说明胰岛的伤害是缺硒引起的过氧化损伤。

丁虹等（1998）观察到糖尿病小鼠胰腺的谷胱甘肽过氧化物酶、超氧化物岐化酶和过氧化氢酶均呈下降或下降趋势，补硒能明显提高谷胱甘肽过氧化物酶和过氧化氢酶的活性。另一方面，糖尿病小鼠胰腺的脂质过氧化物含量明显提高，补硒亦可使其明显下降。

姚文华等（1995）经给糖尿病人口服硒后，观察到患者全血谷胱甘肽过氧化物酶活性显著提高，血浆脂质过氧化物水平显著下降，说明硒对糖尿病及其并发症的治疗和预防有一定的意义。

认为硒影响胰岛分泌功能的机理是，缺硒降低了胰岛的谷胱甘肽过氧化物酶的活性，使其内质网受到自由基的攻击，受伤的内质网减少了胰岛素的分泌。补硒可保持谷胱甘肽过氧化物酶应有的活性，可避免内质网受自由基的攻击而遭伤害，健全的内质网才能正常分泌胰岛素。

这些研究结果为人们用硒防治糖尿病提供了理论基础和科学依据。

丁虹等（1997）单用有机硒使糖尿病小鼠的体重明显增加，饮水量、食量及尿量显著减少，空腹血糖明显下降。同时，补硒还可以明显改善糖尿病小鼠的糖耐量异常。这是临床上用硒防治糖尿病的实验依据。

董强等（1998）用有机硒也可使糖尿病小鼠的体重明显上升，饮水量和尿量明显下降，并显著降低了糖尿病小鼠空腹血糖，还可明显改善糖尿病小鼠的葡萄糖耐量异常，这也是用有机硒在临床上防治糖尿病的实验依据。

有利于糖尿病患者控制并发症

糖尿病对人体的危害，还在于其引发的并发症。

随着人们生活水平的提高以及医疗条件的日趋完善，虽然糖尿病的发病率仍在逐年增高，而糖尿病患者的平均寿命却在延长，因此伴发并发症的机会也越来越多。如何防治糖尿病的并发症是又一个研究的热点。

高血糖状态是引起糖尿病慢性并发症的主要原因。血糖浓度升高，使血液粘稠，时间长了会引起血管病变。糖尿病并发的大血管病变主要有冠心病和脑血管病，由此发生的心肌梗塞、脑梗塞和脑出血是造成糖尿病病人死亡的主要原因。糖尿病并发的微血管病变主要有视网膜病变、肾脏病变及神经病变，临床表现可出现肢端对称性麻木疼痛、视力模糊、下肢浮肿和蛋白尿，严重的可引起失明和肾功能衰竭。

这些并发症在体内的病理反应是广泛糖基化作用（即非酶糖化）和氧化损伤。抑制非酶糖化和氧化损伤可以减轻或延缓糖尿病的并发症，而硒对其就有明显的抑制作用。

如吴凤兰等（1999）观察到，糖尿病大鼠血液中，糖化低密度脂蛋白和糖化血红蛋白水平都明显提高，而补硒和维生素 E 后这两种蛋白的水平都明显下降。

高水平的糖化血红蛋白伤害血红素的携氧和解氧功能，使组织缺氧而造成多种器官并发症。并且糖化低密度脂蛋白被正常的低密度脂蛋白受体识别的能力减弱，却被巨噬细胞所接受，逐渐成为泡沫细胞，并发展成为动脉粥样硬化。补硒使这两种蛋白的生成量减少，有利于糖尿病患者控制并发症。

不难看出，吴凤兰等人的研究结果证明了硒降低糖尿病体内糖化低密度脂蛋白、糖化血红蛋白和脂质过氧化物的水平，起到了抗氧化和抗蛋白质非酶糖化的双重作用，对患者的多种并发症的预防是十分重要的。

丁虹等（1998）还观察到糖尿病小鼠的白细胞及甘油三酯含量明显减少，胆固醇含量及血小板数明显升高，而补硒能明显逆转上述指标。还观察到糖尿病小鼠的免疫功能变化，表现在脾和胸腺的脏器指数降低和吞噬细胞吞噬率下降，补硒也能明显改善这些指标。显然，这些实验结果提示了糖尿病患者可能处于非特异性免疫和细胞免疫功能低下状态，而补硒可以调整其免疫功能。

改善糖尿病情况下心肌对
胰岛素的摄取和利用

在糖尿病的诸多并发症中，对心肌的病变，格外引起重视。

张桂珍等（1999）的研究结果证明，缺硒和缺维生素 E 糖尿病大鼠的心肌胰岛素含量明显减少，补充硒和维生素 E 后即得到显著提高。可见硒和维生素 E 可明显改善心肌细胞对胰岛素的摄取和利用，从而改善心肌细胞的营养代谢，保护心肌细胞的正常机能，防止心肌病变的发生和发展。

葡萄糖氧化是心肌细胞能量代谢的中心环节，心肌细胞膜载体对葡萄糖的转运必须有胰岛素的帮助，因此胰岛素能加速心肌细胞对葡萄糖的氧化利用。在糖尿病情况下，胰岛素分泌不足，对心肌的威胁肯定是严重的。硒能改善糖尿病情况下心肌对胰岛素的摄取和利用，对心肌的保护作用是十分重要的。

可降低晶状体和视网膜的氧化损伤

糖尿病造成的眼部损害也是很突出的，患者几乎都有不同程度的视力减退，患病年数越长，症状越明显。据资料称，并发白内障者达47%，并发视网膜病变者达35.6%，严重者可引起失明。

在各种类型白内障中，糖尿病性白内障是研究得最多，发病机理了解得最深入的一种。其中氧化损伤学说得到日益增多的试验证据支持和广泛的重视。

何浩等（1998）认为晶状体的氧化损伤是白内障形成的重要机制，在晶状体细胞膜中的脂类自氧化产生自由基，从而引起晶状体的蛋白质氧化、交联而形成白内障。晶状体内存在抗氧化的酶及抗氧化物质，以对抗活性氧自由基及过氧化物对晶状体的氧化损伤，这一系列的抗氧化机制的削弱和破坏，也就是白内障发生、发展中的重要事件。

硒正是晶状体内抗氧化酶的活性物质，可以降低晶状体和视网膜的氧化损伤。因此，已经报道"微量元素硒对防治糖尿病的视力损害有切实的好处"。

数以千万计的糖尿病人，采取种种措施，期盼着能控制病情，小心地预防着并发症。是否知道正确加强硒营养是一项有力的治本措施呢？适量补硒将给您带来更好的健康质量。

第四章
硒助你呼吸顺畅

缺硒容易造成呼吸系统出现损伤；适硒可以提高机体抗氧化能力和免疫功能，从而减轻感染程度，缩短病程，及早康复；硒可保持肺脏健康，保障呼吸顺畅，维护机体全面健康。

谁都知道人离不开呼吸，呼吸主要由肺脏进行。

肺脏主要由树枝状的气管系统和联附在气道终端的终末呼吸单位（呼吸性细支气管、肺泡管、肺泡囊和肺泡）组成。

正常肺组织中，支气管树越分越细，最终出现的是肺泡，肺泡壁由一层肺泡上皮细胞构成，这些上皮细胞座落在基底膜上，基底膜下为肺泡基质。

肺泡基质中有许多成分，肺部的毛细血管就穿行其中。毛细血管也是越分越细，最细的毛细血管由单层内皮细胞构成，这些内皮细胞座落在内皮细胞基底膜上。在紧接肺泡壁的部位，毛细血管内皮细胞的基底膜与肺泡上皮细胞的基底膜融合成一层，这就是进行氧和二氧化碳气体交换的场所。

肺泡基质中除毛细血管外，还有成纤维细胞等间质细胞成分，还有起支架作用的细胞外基质成分，如胶原、各种蛋白多糖、弹性蛋白和一些具有粘连作用的纤维粘连蛋白等等。

　　肺脏是直接通向体外的重要脏器，由于气体交换功能的要求，肺泡表皮很薄，易受微生物及其他有害因子的侵袭。呼吸不能须臾中断，广大换气表面时刻暴露在外界空气中，经常接触悬浮于空气中的种种致病因子。而且肺脏又是个盲管系统（一端封闭的管道），进入肺中的颗粒物和机体产生的分泌物极易滞留肺内。这些都是呼吸系统易受感染的因素。

　　为了避免感染和致病，呼吸系统存在着完善的防御机制，但当防御机制失去平衡，不能有效防御时，就会出现"上呼吸道感染"、"气管炎"、"肺炎"……等等病症，当病症深入到肺泡外的基质部分时就会出现基质性肺病，更严重时出现纤维化等等。

　　现在来看看医学科学家研究硒与呼吸道疾病相关的科研成果，从中认识硒是怎样保护呼吸系统而帮助人们呼吸顺畅的。

硒与肺炎支原体肺炎

　　支原体是介于病毒和细菌之间的微生物，已发现有 39 种，其中有 10 种能寄生于人体。寄生于人体的支原体有 3 种是能使人体致病的，肺炎支原体就是其中之一。

　　肺炎是一类常见的肺脏疾病，炎症主要发生在进行气体交换的终末呼吸单位，病变可波及全肺或集中于局限部位。肺炎的起因复杂，种类繁多。

肺炎支原体感染引起的肺炎称之为肺炎支原体肺炎，属于感染性肺炎，是一种影响儿童健康的常见病，每4—6年呈世界范围的爆发流行，无特异性预防措施。

肺炎支原体侵入呼吸道后，首先吸附于粘膜表面，使粘膜表面的纤毛活动减弱，并发生浅表炎症，表现为鼻咽炎、喉炎、气管支气管炎和间质性肺炎。肺炎支原体也可进入血液传播至其他器官而引起并发症。患病后免疫力不强可以再感染。

基于硒的抗氧化功能和调节免疫功能的日渐显现，而使硒日益受到科学界的广泛重视，并已有人报导缺硒会加重呼吸道疾患病人粘膜的炎症反应，因此促使医学界研究了硒与肺炎支原体肺炎的关系。

硒营养状态良好，肺炎发生率显著降低

崔红等（1996）用低硒、适硒及富硒三种不同硒水平的饲料分别饲喂大鼠，一个月后，同时受肺炎支原体的感染。被感染三周后，低、适及富硒营养状态的肺炎发生率分别为62.5%、29.2%及16.7%，差异非常显著（$P < 0.01$）。另有一组饲喂低硒日粮的大鼠在被感染14天后每天补硒，最后肺炎发生率为29.2%，显著低于未补硒的低硒感染组（62.5%，$P < 0.05$）。

试验中测定了被感染肺炎支原体肺炎大鼠血浆硒的变化，发现无论是适硒组还是低硒组，被感染后，血浆硒都呈下降趋势。

胡善明等（1998）报道了相似的试验，也发现适硒感染组的肺炎发病率显著低于低硒感染组（$P < 0.05$）。同样观察到，无论是适硒组还是低硒组，被感染大鼠的血硒含量都显

著低于未感染大鼠（P < 0.01）。

根据以上结果，他们认为良好的硒营养状况可减少肺炎的发病率，也就是说，机体缺硒则肺部容易被感染。感染后血浆硒含量的下降，说明了感染过程中确实加速了硒的代谢，感染过程可能使硒的需要量增加。

肖满田等（2004）比较了支原体肺炎患儿与健康儿的血硒、血锌和血钙的含量，结果表明血锌和血钙都没有显著差异，而血硒是非常显著地低于健康儿童：支原体肺炎患儿组为 0.046 微克/毫升，健康儿童组为 0.071 微克/毫升（P < 0.001）。这一观察结果也证明了被感染后硒代谢加速，使机体处于缺硒状态。

硒减轻病变程度

胡善明等人在试验结束时，对全部大鼠的左右肺分别采样作病理形态学观察，发现在适硒营养水平情况下，被肺炎支原体感染的 30 只大鼠中，有 13 只为轻微病变，即少数肺内小支气管壁散在少量淋巴样细胞浸润，或在肺泡壁可见少数淋巴样细胞浸润，这种浸润呈小灶状分布；另有 13 只为重度病变，即淋巴样细胞浸润的范围加大,.程度加重；其余 4 只大鼠未见病变，说明未发病。而在硒营养缺乏的情况下，全部大鼠（30 只）发病，其中 20 只为重度病变，其余 10 只都为轻微病变，与适硒组相比差异显著（P < 0.05）。

显然，同样的感染，在硒营养适宜的情况下，病变比较轻。

补硒使病程缩短

胡善明等（1998）又专题研究了补硒对肺炎支原体肺炎患病过程的影响，他们将经严格科学挑选的住院肺炎患儿，按"双盲随机对照法"分为常规治疗组和补硒组，常规治疗组的治疗方案是静点红霉素和口服自制中药，补硒组在常规治疗基础上一次口服亚硒酸钠。病情变化由专人详细记录，另有专人核实，记录者不了解常规治疗以外的用药情况。

试验开始时，两组患儿的咳嗽、发热天数、肺部湿罗音积分和×线肺部病变均无显著差异。

试验结束时，补硒组的咳嗽减轻疗程平均为 4.5 天，常规治疗组为 6.8 天，二组间差异显著（P＜0.05）。

补硒组的咳嗽减轻病程为 9.7 天，常规治疗组为 12.5 天，差异显著（P＜0.05）。

补硒组的湿罗音减轻病程为 9.3 天，常规治疗组为 14.3 天，差异显著（P＜0.05）。

补硒组的湿罗音消失病程为 10.8 天，常规治疗组为 15.3 天，差异显著（P＜0.05）。

在恢复期对各组患儿作了胸部×线检查，补硒组的病变消失例数为 15 例，常规治疗组的为 8 例，差异也显著（P＜0.05）。

以上数据不难看出，补硒促使病变加快恢复。

硒对感染时并发的心肌损伤有保护作用

根据资料，在肺炎支原体肺炎的急性期或恢复期，感染可能会累及心脏，当心肌也出现感染时，抗生素治疗既不能缩短病程，也不能减少后遗症的发生。刘晓红等（1998）在研究中观察了肺炎支原体肺炎大鼠心肌的病理变化，根据大鼠心肌电子显微镜检查结果，观察到在硒营养适宜的状态下被感染后，心肌肌纤维中肌原纤维和线粒体基本正常，只有1只出现损伤。在硒营养缺乏的状态下被感染后，肌纤维轻度萎缩，多见肌丝溶解现象，可见到线粒体凝集性改变，有的线粒体嵴消失，局部基质透明，缺硒感染组有21只心肌出现损伤（$P < 0.05$）。同在缺硒情况下，在感染的同时得到了补硒，出现损伤的大鼠只有13只（$P < 0.05$）。

从心肌损害的例数可见，适硒感染组和在被感染的同时补硒的组都显著少于单纯缺硒感染组。

上述这些研究结果是否可以认为，硒对肺炎支原体感染时所出现的心肌损伤并发症具有保护作用。

硒促成谷胱甘肽过氧化物酶积极抗氧化

科学家们在试验中对各组大鼠血浆中谷胱甘肽过氧化物酶的活性分别作了测定，结果都表明被感染肺炎后，与未感染组相比，酶活显著下降。而将适硒感染组与缺硒感染组的酶活相比时，适硒感染组血浆的酶活明显高于缺硒感染组，说明补硒能显著提高被感染大鼠血浆谷胱甘肽过氧化物酶活性。

胡善明等在研究硒对儿童肺炎支原体肺炎病程的影响时，也发现肺炎患儿在发病极期，白细胞谷胱甘肽过氧化物酶活性显著低于正常儿童。到了恢复期，补硒患儿谷胱甘肽过氧化物酶活性显著升高至接近正常儿童水平，临床症状和体征随着较早改善。而常规治疗组的谷胱甘肽过氧化物酶活性仍然显著低于正常儿童，症状和体征的改善相对延缓。

无论是动物实验还是临床观察，都说明了感染使谷胱甘肽过氧化物酶活性下降，补硒使谷胱甘肽过氧化物酶活性升高，与此相应的是补硒缩短病程和加速恢复。

肺炎支原体的主要致病方式是紧密附着呼吸道粘膜上皮细胞，同时释放一种特异性危害物质过氧化氢，造成粘膜上皮损伤，提示肺炎支原体的发病机制存在着氧化损伤。谷胱甘肽过氧化物酶具有很强的清除过氧化氢能力，而硒是谷胱甘肽过氧化物酶的组成部分，因此，硒对肺炎支原体肺炎的发生发展起着重要作用。

硒调节肺炎支原体肺炎患儿的免疫功能

研究已经证明：免疫系统中免疫细胞的调节免疫功能的CD4/CD8 比值减少，是免疫缺陷病的重要指标。胡善明等对肺炎支原体肺炎患儿的研究显示，在感染的极期，CD4 降低，CD8 升高，CD4/CD8 比值显著下降，说明肺炎患儿存在细胞免疫功能的紊乱。经补硒，在恢复期随着症状和体征的较早改善，CD4 明显上升，CD8 明显下降至接近正常水平。这些变化都说明了硒调节了患儿的细胞免疫功能。

血清中 SL－2R 可作为循环中单个核细胞活化的一个敏感的定量指标，也可以反映某一组织或液体腔的免疫细胞活化状态，肺炎支原体肺炎患者 SL－2R 水平越高，疾病发展得越严重。因此检测 SL－2R 的水平可作为监测支原体肺炎严重程度的指标。在胡善明等人的研究中观察到，常规治疗组和补硒组在肺炎极期 SL－2R 都升高，到恢复期出现下降直至接近正常。但是补硒组的 SL－2R 水平下降幅度更大，与极期相比差异非常显著（$P < 0.01$）。从中也可见硒对患儿的细胞免疫功能起到了调节作用。

肖满田等（2005）将按诊断标准确诊的肺炎支原体肺炎患儿80例，随机均分为常规治疗组（用红霉素等对症治疗）和补硒组（在常规治疗基础上加服硒制剂），在治疗前和治疗后4周分别检测血清中的免疫球蛋白lgG和lgA等反应免疫功能的指标。

结果显示，治疗4周后，常规治疗组的lgG和lgA在治疗前后无明显差异，而补硒组的lgG和lgA显著高于治疗前（P<0.05），也显著高于常规治疗组。可见，经补硒后，患儿免疫功能明显提高。并认为在用红霉素治疗的同时补硒，可增进患儿免疫力，缩短病程，存在协同功能，对肺炎支原体肺炎有很好的防治作用。

从CD4、CD8、SL-2R、lgG和lgA等免疫指标的检测和比较的研究结果中应该可以看出，硒调节了机体被肺炎支原体感染后的免疫功能，使机体及早从被感染中获得康复。

总而言之，缺硒使机体对感染更为敏感，也就是容易受到肺炎支原体的感染，感染使硒的需要量增加，良好的硒营养可减少发病率，补硒可通过提高机体抗氧化能力和调节免疫功能的途径减轻病情并加速病变恢复，对可能出现并发症的其他脏器（如心脏的心肌）还具有保护作用。

硒与反复呼吸道感染

为了探讨反复呼吸道感染与硒的关系，李素英等（1993）检测了反复呼吸道感染患儿的发硒和血清硒等微量元素含量以及免疫功能指标，结果显示发硒含量显著低于对照组（P<

0.05），免疫球蛋白 lgA、lgG 和 C3（影响吞噬作用的免疫功能物质）也都显著低于对照组。

杨志红（2004）用硒制剂佐治反复呼吸道感染患儿，取得了满意的效果，将患儿分为补硒组和对照组（各 60 例），全部患儿酌情给予抗感染和对症治疗，补硒组加服硒制剂。一个月后，对照组的总有效率为 57%，补硒组的总有效率为 98%，差异非常显著（$P < 0.01$）。同时还观察到补硒后 CD4 值和 CD4/CD8 比值均明显升高（$P < 0.01$）。

硒 与 哮 喘

反复的肺炎支原体感染可导致呼吸道高反应性，破坏呼吸道上皮的完整性，导致对变应原敏感性增加，诱发哮喘发作。

文桂贞等（1993）在呼吸专科门诊随机选择 10 例哮喘发作期较重患者，在常规使用消炎、止喘、解痉药物的同时补硒，结果表明患者肺内哮鸣音消失的时间比对照组快，其中 7 例的肺功能得到了明显改善。

据史丽英（2005）论述，英国一项大规模病例对照研究发现，饮食中摄入硒对成人哮喘有保护作用。另一项小规模病例对照研究中，发现低硒儿童易发哮喘，补充硒对内源性哮喘有明显改善。在此不得不提到硒的抗炎作用，据 Peretz 等人的报导，已有几项体外实验和动物实验都证实了硒的抗炎作用。

曾静等（2003）论述硒既是抗氧化剂，也是抗炎剂，这是因为硒在抗氧化的过程中减少了自由基及活性氧类的聚集，减少了一些中间产物，从而抑制引起炎症物质（如前列环素和白三烯）的产生，使与炎症有关的疾病都受到硒水平的影响，如成人饮食中硒的摄入量对哮喘具有保护性意义，在临床上给哮喘患者补硒，使哮喘症状有明显改善。

还可顺便提一提：不仅是对哮喘，对类风湿性关节炎和胰腺炎也都有明显减少病痛，甚至使死亡率明显下降的作用。

硒与间质性肺病（矽肺、中毒性肺损伤及放射性肺损伤）

间质性肺病是指一大组不同性质的肺部疾病，其组织学特点为病变弥漫分布于双肺，主要侵犯周边肺组织，如肺泡、肺泡间隔、小气道和小血管及肺间质结构。

间质性肺病最早表现为肺泡炎，使进行气体交换的肺泡上皮细胞和毛细血管内皮细胞受损，因炎性细胞浸润，肺泡壁增厚、肺泡腔缩小、闭锁，肺泡间质水肿、增厚。

41

多年来，人们对肺间质病的认识多含混不清，目前虽然发现有几十种是不明病因的，但是也已经查明有一百多种是已知病因的，如接触无机类粉尘（二氧化硅、石棉、铍……）而致病的，或接触有机类粉尘（发霉的干草、变质的羊毛、饲鸽者肺、甘蔗农肺、蘑菇肺……）而致病的（常称外源性过敏性肺泡炎），还有接触药物、毒物或放射性损伤而致病的等等。

硒与矽肺

矽肺指接触二氧化硅等粉尘而引起的间质性肺病，是我国危害最为严重的职业病。近年来的深入研究已经认识到，粉尘中的二氧化硅能启动肺泡巨噬细胞和肺组织的脂质过氧化反应，继而产生大量的脂质过氧化物形成对肺泡巨噬细胞和肺组织的损伤，导致矽肺病变的形成和发展。

铁道部第一工程局的医务工作者与兵器工业卫生研究所曾合作，用实验动物研究了矽肺的抗氧化治疗，发现硒和维生素 E 无论是单独使用还是联合使用，都能使实验性矽肺大鼠的全肺湿重、全肺干重、全肺胶原含量和血液脂质过氧化物水平显著降低（P < 0.01），并使抗氧化酶（谷胱甘肽过氧化物酶和超氧化物歧化酶）活性显著增加，尤以联合用药效果更佳。

在此基础上，铁道部第一工程局的医务工作者（1999）选择符合尘肺诊断标准，近期未接受对症药物治疗，无合并症的男性矽肺患者 148 例，分作二个治疗组，一组每日服硒 228.5 微克和维生素 E 200 毫克，另一组再加服锌 100 毫克。另选年龄相近，无接尘史的 30 名健康男性为正常对照，作临床疗效观察。

经过一年的抗氧化治疗，两治疗组的矽肺患者，疗后与疗前相比，患者咳嗽、咳痰、胸痛、胸闷、气急和乏力等自觉症状均有不同程度的改善；作为抗氧化剂的血硒、血中维生素 E 含量及血锌浓度均有显著增加；脂质过氧化的代谢产物（丙二醛）显著下降；抗氧化酶活性显著提高，其机体氧化与抗氧化失衡状态有明显改善。这些对于提高矽肺患者机体抗氧化能力，控制与延缓矽肺病情发展具有一定疗效。

根据以上实验研究和临床观察效果，已开发抗矽肺胶囊用于临床，并仍继续组织观察抗氧化治疗的远期疗效。

为了探讨硒抗石英粉尘的作用机理，刘艺敏等（2001）采用体外细胞培养法专题研究了硒对染尘肺泡巨噬细胞脂质过氧化和抗氧化酶的影响。他们认真仔细地取得大鼠肺灌洗液，离心浓集灌洗液中的巨噬细胞，再添加细胞培养液使其成为一定浓度的肺泡巨噬细胞悬液。

将此细胞悬液定量分装，常规培养一段时间，再按实验分组分别加入石英悬液，使肺泡巨噬细胞受到石英粉尘的伤害，同时加入不同剂量的硒，观察硒对巨噬细胞的保护作用。

观察结果是当肺泡巨噬细胞受到石英粉尘的侵害后，其细胞膜的脂质过氧化反应显著增强，产生大量脂质过氧化物（丙二醛），并使超氧化物歧化酶的活性下降。而加硒后，丙二醛的生成量显著减少，超氧化物歧化酶的活性显著提高，表明硒具有高效清除活性氧自由基的作用，提示了硒用于抗氧化治疗的可能性。

为了寻找防治矽肺的理想药物，孙瑞清等（2003）也研究了硒对实验性矽肺的作用。

他们将石英粉尘悬浮液经大鼠口腔插管注入肺内制成矽肺动物模型。大鼠染尘1个月后，分为矽肺对照组和硒治疗组，实验30天后，硒治疗组体重增加（80克），明显高于矽肺组（59克）；肺重（2.3克）明显低于矽肺组（3.6克）；矽结节数量（67个）明显少于矽肺组（84个）；矽结节纤维化程度（1.3）明显轻于矽肺组（2.2）。实验继续进行到60天后，矽肺病情更加严重，但各项测定指标仍然表明硒治疗组优于矽肺组。

试验结果表明硒能减轻矽肺病变，硒有望成为防治矽肺的理想药物。

能造成矽肺的粉尘，除石英粉尘外，还有其他粉尘，例如镍尘。龚诒芬等（1996）研究了硒对镍作业工人脂质过氧化损伤和细胞免疫功能变化的保护作用。

他们将 100 名镍作业工人分为两组，一组每天补充富硒蔬菜汁果胨，含天然有机硒 125 微克，持续一年，另一组给安慰剂。分别于补硒前、补硒后半年和 1 年测定血清硒和代表脂质过氧化水平的丙二醛含量；外周血化学发光；α—醋酸萘酯酶阳性细胞百分数及 T 淋巴细胞 CD2、CD4、CD8 和 CD4/CD8 比值。

结果是：补硒一年后，血清硒水平明显升高，丙二醛含量显著下降，异常增高和抑制的细胞免疫功能得以恢复，而安慰剂组未观察到上述指标的变化。实验结果表明硒能拮抗吸入镍尘引起的有害作用。

硒与中毒性肺损伤

四氧化二氮（N_2O_4）是战略导弹、空间运载火箭等多种飞行器的能源，也是火箭推进剂中的主要原料，其沸点较低（21.2℃），常温下以气态 NO_2 形式存在，它在运输、转注和加注等作业过程中都可能泄漏，较易通过呼吸道致使作业人员中毒性肺损伤。因此，如何防治 N_2O_4 的中毒性肺损伤是军事医学尤其是航空航天工业的重要课题。

吴海寰等人（2004）观察了补充硒与维生素 E 对 N_2O_4 致大鼠中毒性肺损伤的保护作用。他们先分别给实验大鼠灌胃补硒、补维生素 E 或同时补硒和维生素 E，14 天后，使各组大鼠（包括对照组）都吸入 N_2O_4，造成中毒性肺损伤，中毒后 3 小时处死全部实验动物。

结果发现未经补充硒和维生素 E 的中毒大鼠其肺系数[*]、血浆丙二醛和血浆心钠素[**]含量显著升高，血浆谷胱甘肽过氧化物酶、红细胞超氧化物歧化酶和肺内心钠素水平明显降低。而补充了硒或维生素 E 大鼠的上述指标的改变，都较中毒组轻微，尤其是同时补硒和维生素 E 的组更加明显轻微。

他们从实验得到的结论是：补充硒和维生素 E 对 N_2O_4 所致的大鼠肺损伤显示出有效保护作用。认为硒和维生素 E 可起到减轻脂质过氧化程度、提高抗氧化酶活性、减轻肺组织产生心钠素的程度，因而减轻肺损伤程度。

硒与放射性肺损伤

由于种种原因，使胸部受到射线照射后，常会引起放射性肺损伤。何冰等（2005）专题研究了有机硒对大鼠胸部 γ 射线照射所致肺损伤的防护效应。将实验动物随机分为正常对照组、单纯照射组和硒防护组，硒防护组在照射前 7 天开始补硒，直致照射当天。采用钴照射，一次完成，分别在照射后 15 天、30 天和 60 天测定各项指标。

最简单的体重指标特别有意思，经照射后，单纯照射组的体重增长百分率越来越明显地低于未经照射的正常对照组，而硒防护组不仅高于单纯对照组，还明显高于正常对照组。

实验结果还表现出经照射后，肺组织脂质过氧化物（丙二醛）含量明显增高，而补硒大鼠的增高幅度明显降低。

* 肺系数＝全肺湿重（克）/体重（克）×100%，表示全肺湿重占体重的百分数。

** 心钠素：一种肽类激素，具有很强的利钠、利尿、舒张血管、抑制肾素—血管紧张素系统的作用。由心肌细胞分泌，在肺大静脉壁的肌细胞和肺泡上皮细胞内存在心钠素的合成。

第四章　硒助你呼吸顺畅

45

对抗氧化酶（谷胱甘肽过氧化物酶和超氧化物歧化酶）的测定结果表示，防护组使酶的活力都提高。

通过实验，他们的结论是，预先补硒对放射性引起的肺损伤产生一定的防护作用。

硒与肺纤维化

肺纤维化是由于毒物、自身免疫疾病、药物副反应、感染、严重外伤等多种原因引起的肺部炎症，肺泡持续性损伤，细胞外基质反复破坏、修复、重建并过度沉积，导致正常肺组织结构改变和功能丧失的一类疾病。

肺纤维化疾病包括特发性肺纤维化、结节病、尘肺（矽肺是尘肺中最严重的一种）、过敏性肺炎、药物或者放射线导致的纤维化、胶原血管疾病有关的致纤维化肺泡炎等各种不同的类型。无论是哪种类型，其结果都是使肺泡间的结缔组织变厚变硬，挤占了肺泡的常规空间，降低了肺泡蓄氧能力，导致呼吸困难，造成患者劳动力下降、生活不能自理、最终因呼吸衰竭而死亡。

肺纤维化是一类死亡率很高的疾病，如特发性肺纤维化患者的平均生存仅3到5年，诊断后死亡率高达90%，因而肺纤维化日益引起呼吸病学界的重视。

研究发现，人体中存在促纤维化细胞因子和抑纤维化细胞因子，当肺部促纤维化细胞因子的活力和数量大于抑纤维化细胞因子时，就会出现肺纤维化。两种因子之间达成平衡时，就是健康状态，没有纤维化之忧。在已经发生了肺纤维化而要力求逆转时，则需要抑纤维化细胞因子的活力和数量超过促纤维化细胞因子。

深入一步的研究发现，肺纤维化产生的重要原因之一是炎症使肺泡腔中有大量中性粒细胞聚集，诱发大量氧自由基对肺脏产生局部损害，使肺组织受到慢性刺激或是急性变化，进而使促纤维化细胞因子与抑纤维化细胞因子之间失去平衡，倒向纤维化。

再进一步看，自由基对细胞组织的伤害取决于自由基和细胞抗氧化保护系统之间的平衡，只有自由基产生的破坏效应达到一定程度，才能发生细胞损伤。换一句话说，当细胞的抗氧化保护力量雄厚，阻止了自由基的破坏效应，细胞组织就不易受到伤害，继而又作用到促纤维化与抑纤维化的平衡，避免了纤维化的发生。

怎样才能确实提高细胞抗氧化保护系统的力量呢？

丁爱玲（2003）根据硒可以在体内参与谷胱甘肽过氧化物酶的组成，这种含硒酶和其他含硒酶都是内源性抗氧化保护系统的重要成员，这些酶在清除体内自由基方面起着非常重要的作用。于是研究探讨了硒对预防肺纤维化的发生是否能起作用。

将大鼠均分为三组，分别为正常对照组、病理造模组和硒防治组，三组饲料相同，只是硒防治组的饲料中含硒。饲养7周后，硒防治组和病理造模组都采用一次性尾静脉注射油酸致肺损伤，一周后处死采血和肺组织，作各项生理指标的分析测定。

检测结果表明，经油酸致肺损伤后，动物体内转氨酶（ALT）、血清Ⅲ型前胶原（PCⅢ）和脂质过氧化物丙二醛（MDA）水平明显升高，超氧化物歧化酶（SOD）和谷胱甘肽过氧化物酶（GSH—Px）的活性明显下降。而预先补硒的硒防治组则明显升高了 SOD 和 GSH—Px 活性，降低了 ALT、PC Ⅲ 和 MDA 水平。

以上试验结果可以看出，油酸所致的急性肺损伤时，中性粒细胞在炎性介质和趋化因子作用下，经粘附、移出血管、趋化游走至炎症灶，进行吞噬、脱颗粒和呼吸爆发等反应，释放溶酶体酶及氧自由基等一系列代谢产物，用于消灭致炎物质，但在消灭致炎物的同时也会损伤肺组织，代谢产物中的丙二醛还可引起蛋白质交联变性或 DNA 断裂，破坏肺组织结构。在慢性炎症不断刺激的同时，血清中 ALT 和 PC Ⅲ 水平明显升高，表明纤维组织不断增生。

更重要的是还可看出，补充硒可以通过增加 GSH—Px 来清除过多的自由基，降低 MDA 的生成，保护肺组织，从而降低了血清中 ALT 和 PC Ⅲ 水平。表明硒能防止肺细胞坏死，降低转氨酶和减少胶原形成，硒能有效预防体内的氧化应激反应，保护组织器官免受损伤。

综合各方面情况可见，如能及早补硒，可有效对抗过氧化损伤，减少脂质过氧化产物，防止肺细胞坏死，抑制胶原增生，从而阻断或延缓肺纤维化的发生。

纤维化，实质上就是组织器官硬化，直接后果是器官功能衰退直至完全丧失。美国卫生部统计，因病死亡患者中，45% 死于组织器官纤维化。

肺纤维化，导致了呼吸衰竭；肝纤维化，导致了肝硬化；肾纤维化，导致了肾功能衰竭；血管纤维化，导致了动脉粥样硬化；骨髓纤维化，导致造血功能障碍；胰腺纤维化，导致重度糖尿病；皮肤纤维化，导致硬皮病……。纤维化不加以控制或逆转，就是绝症。

硒可以阻断或延缓肺纤维化的发生，是否也可以阻断其他组织纤维化的发生和发展呢？

答案是肯定的，例如李锋（2003）在综述硒与肝纤维化时，明确指出：硒作为体内内源性氧化保护系统的重要组分，具有抗肝纤维化的作用；改善体内硒营养状态可能防止肝脏在受到化学药物、急慢性炎症反应的影响时出现氧化应激状态，减轻肝脏损伤，以达到防治肝纤维化的目的。

符寒（2005）在综述硒防治肝病的研究中指出，硒可以通过含硒酶而产生抗纤维化的效应，可以显著减轻肝纤维化程度，认为通过补硒来阻止肝纤维化和肝硬化是有可能的。

徐连喜等（1996）的研究结果表明：补硒组大鼠肝纤维化的级别较病理模型组减低一级，说明硒有预防肝纤维化的作用；已造成肝纤维化的大鼠用硒治疗4—6周后，自身级别减低一级，说明硒有治疗肝纤维化作用。认为硒是抗肝纤维化的有效药物。

I. W. Reid 等（1996）将有机硒结合到一片外科用的纱布上，将它放到新西兰白兔的全厚巩膜造口术的部位，结果显示实验组动物该部位的成纤维细胞增生显著低于对照组。另外又将这种纱布放在一个金属网架内植入小鼠背部皮下，结果表明有硒的纱布无纤维化。从这些有趣的实验得到的结论是，硒似乎能减轻成纤维细胞增生，硒有可能成为一种低毒性、较为天然发生的、能够调节局部纤维化的物质。

上述可见，人们在对抗肺纤维化的生死搏斗中，适量补硒不失为是一良策。

硒 与 流 感

流感是流行性感冒病毒引起的急性呼吸道传染病的简称。硒与流感的关系可归纳为如下几点：

缺硒增强流感感染的严重程度

流感病毒传染性强，传播迅速，易引起流行及大流行。

流感曾有 4 次世界性大流行，首次在 1918—1919 年，发病人数约 5 亿，病死约 2000 万人，以后于 1946—1947 年、1957—1958 年及 1968—1969 年先后发生过 3 次。

1918 年第一波流行病始于中国，几乎同时也在美国流行，在这两个国家流行时有一个相同点是：病毒对土壤含硒量低的地区影响较大，如美国缺硒的东部地区病患死亡率高达 0.6%—0.7%；相比之下，土壤硒含量较高的中西部死亡率仅为美国东部的六分之一。纵观全球，流感死亡率较高的地区，土壤硒含量均较低。中国亦为如此。

缺硒增强流感病毒的毒性，并可促进病毒自身的遗传变异

Chapel Hill 等（2006）从动物实验中看到，导致 1968 年流感的 H3N2 病毒增强了缺硒动物的肺部病理变化，促进了炎症细胞浸润，导致肺肿大并充满积水。Beck 等（2006）的动物实验表明，H3N2 病毒感染缺硒鼠后，使其谷胱甘肽过氧化

物酶活性显著偏低，抗氧化活性亦较低，氧化应激大大提高，并导致诸多基因突变。H3N2 感染的高硒鼠谷胱甘肽过氧化物酶活性未出现显著变化，肺病理学变化亦较少。

就 H3N2 病毒而言，缺硒动物的病毒毒性是由病毒基因组自身的变异所致。

研究已表明，缺硒还可增强其他病毒的毒性，如柯萨奇病毒在缺硒动物体内复制时，变异发生率较高。脊髓灰质炎病毒在缺硒动物中变异发生率也较高。艾滋病毒在缺硒的宿主动物体内繁殖较快，同时因自身生长需要硒元素，从而加剧宿主缺硒（因此，医生通常建议艾滋病毒携带者和艾滋病人每日补硒）。

有机硒减轻了病毒的细胞致病作用

Frank Edens 等（2006）给家禽补充有机硒后，使致炎细胞因子和化学增活素如白介素 I 和氧化氮的活性有所降低，这些物质可导致机体淋巴细胞发炎、肿胀和浸润，以及哺乳动物肺部积液。此外，补硒提高了抗炎细胞因子的含量，饲喂有机硒的肉鸡血液中 RNA 病毒、逆转录病毒和内源性逆转录病毒蛋白水平都有所降低。

魏战勇等（2005）的研究指出，硒化合物对猪细小病毒有抑制作用。

刘兆弼等（2013）发表了他们连续 4 年的研究结果：在含适量硒（0.01mg/L）培养液中接种口蹄疫病毒、猪繁殖与呼吸综合症病毒、猪传染性胃肠炎病毒及猪细小病毒，均有明显的抗病毒效力。

同时看到硒元素具有延长培养细胞生命力的作用，而且能保护细胞免受致病性病毒的攻击。

从缺硒增强流感的感染程度、缺硒增强流感病毒毒性和有机硒减轻病毒的细胞致病作用，不难看出硒与流感的密切关系。在这里顺便提一下，林洲（2003）在研究有关2002年末至2003年初广州出现非典型肺炎病例资料时提出的一个观点：导致肺部疾病的微量元素缺乏率最高的是硒。他认为缺硒是出现非典型肺炎的一大原因。

当神秘的非典型肺炎正在香港肆虐的时候，美国西弗吉尼亚大学医学院的教授，自发地向香港的朋友们发出预防非典的具有生物医学理论支持的有关信息，并根据这些信息提出他认为有效的几项预防措施，措施之一，就是每天服硒200微克。

还有许多其他因素会影响呼吸的顺畅，例如肺癌，在许多有关抗癌的研究工作中常用人胚肺组织或人肺成纤维细胞作研究材料，观察到硒可拮抗砷对人胚肺组织中抗氧化酶活性的抑制，从而保护了肺组织；硒对于镍诱导的人肺成纤维细胞恶性转化具有抑制作用，从而提高了抗肺癌能力；硒能明显抑制瘤的体积和重量，还能明显抑制瘤的肺转移率、结节数范围和结节数等等。可见硒与肺癌关系密切。

从以上硒与肺炎、反复呼吸道感染、哮喘、间质性肺病、肺纤维化、病毒感染和肺细胞癌变的种种联系中，不难看出：缺硒容易造成呼吸系统出现损伤，适硒可以提高机体抗氧化能力和免疫功能，从而减轻感染程度，缩短病程，及早康复；硒使机体的细胞抗氧化保护系统处于平衡状态，进而使各种代谢机制处于平衡状态（如抑纤维化细胞因子与促纤维化细胞因子的平衡避免肺纤维化的发生），保持肺脏健康，保证呼吸顺畅，能不断将新鲜的氧输送到每一个细胞，维护机体全面健康。

第五章
硒与癌的发生、发展和防治

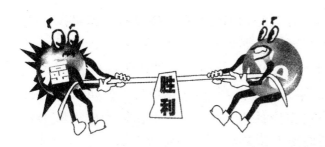

> 长时期的、大规模的和深入细微的多方面的研究，都以无可争辩的事实证明了硒是一种广泛的抗癌因子，在人类抗癌搏斗中的作用显赫。

53

硒与癌症密切相关的六点客观事实

第一点：土壤中含硒量越低，居民癌症死亡率越高

Shamberger 在 1969 年研究了美国不同地区土壤中硒含量

与癌症死亡率的关系，结果非常明显地表明土壤中硒含量越低，癌症死亡率越高。

我国的科学工作者近年来测定分析了某县结肠癌高发地区 16 个乡镇的土壤和粮食中的硒含量，结果发现，结肠癌发病率高的乡镇，其土壤和粮食中的硒含量都显著低于发病率低的乡镇。

江西医学院刘延芳对江西省 30 多个县同步、随机采集土壤样品 372 份，研究硒、铜等 6 种微量元素与癌症的关系，其结果是，硒含量与 15 种癌症的总死亡率呈显著负相关。

浙江省某县土壤中可溶性硒含量显著低于杭州市，而杭州市大肠癌死亡率仅为该县的 1/4。不得不使人考虑土壤中含硒量低，可能是该县大肠癌高发的一个危险因素。

我国湖北恩施是高硒区，该地区的癌症死亡率明显低于全国的一般水平。

……

许多资料证实，土壤中含硒量越低，当地居民癌症死亡率越高。

第二点：摄取硒少的人群，癌症死亡率高

国际生物无机化学家协会主席施劳斯（Schrauzer，1977），把世界上 27 个国家人群的硒摄取量与癌症死亡率的关系列了一个表，发现在饮食中硒摄取量低的人群，它们的结肠癌等 7 种癌的死亡率则高，普遍呈显著或极显著负相关关系。其中乳腺癌死亡率与硒摄取量的关系更为突出。做完了这些统计之后，施劳斯颇有感慨地说，如果美国妇女现在开始多吃点硒，提高自己的血硒水平，在几年之后，全国的乳腺癌发病率可望降低。

中国预防医学科学院陈君石等在我国65个县进行了多种营养素与癌症死亡率相关性的研究，结果认为癌症死亡率是与膳食中的硒摄取量具有相关性的。即硒摄取量越低，食管癌与胃癌的死亡率越高，血硒水平与食管癌和胃癌的死亡率呈显著负相关。

人类通过饮食摄入硒的多少，主要反映到血液中的硒含量（常称血硒水平），从某人的血硒水平可以反映这个人是否处于缺硒状态，因此血硒水平与癌症的关系引起了许多学者的关注。

第三点：血硒水平低，癌症死亡率高

癌症病人与健康人的血硒水平常有明显差异。一般说来，癌症病人的血硒水平较低，而且降低的程度往往与病情的严重程度有关。

Allaway 研究了 1959—1961 年美国 19 个城市中 35—74 岁白种人的血硒水平与癌症死亡率的关系，结果是：血硒水平低，则癌症死亡率高。

Schrauzer 从日本、中国台湾、泰国、菲律宾、波多黎各岛和哥斯达黎加等国家和地区收集的血库样本中，血硒含量在 0.26—0.29 微克/克之间。1964—1965 年这些国家和地区报道，经年龄调整后（扣除年老等自然死亡数）癌症死亡率每 10 万人为 0.8—8.5 人。从新西兰、澳大利亚、英国、美国、爱尔兰、西德、瑞典、奥地利和挪威收集的血库样品中，硒浓度范围在 0.07—0.20 微克/克之间，其乳腺癌死亡率为每 10 万人高达 16.9—23.3 人，可见血硒浓度高则癌症死亡率低，反则反之。

还有人报道了 22 个国家的人群血硒含量与乳腺癌、结肠癌的死亡率也呈负相关。

中国医学科学院于树玉等，开展了中国8省24个地区人群血硒水平与癌症调整死亡率的相关性研究，结果发现食管癌、胃癌及肝癌死亡率与血硒水平呈显著负相关，消化道癌病人血硒水平降低是最为明显的。

第四点：癌症患者的血硒含量低于健康者

许多人将癌症患者与健康人的血硒水平进行比较，由表1可以看出，癌症患者的血硒含量确实比健康者低。

表1　　　　　　健康人与癌症患者血硒含量的比较

	样品数	血硒（微克/100毫升）
健康人	48	22.9
结肠癌	28	15.8
胃癌	12	15.3
肝癌	14	15.0
胰腺癌	4	13.2

江苏省某县肝癌高发区，不同发病人群的血硒水平与肝癌死亡率呈显著负相关；乳腺癌患者的血硒浓度低于健康对照，也低于良性乳腺病变的妇女。

云南省某矿区肺癌患者的血硒水平低于正常人。

广东省鼻咽癌高发区病人血清硒含量明显低于健康人。

有人测定33例肝癌患者的血清硒含量，显著低于20例健康人。

还有人对比了癌与非癌患者的血浆和血细胞的含硒量，发现胃癌患者的含硒量明显低于萎缩性胃炎和消化性溃疡患者。

近年把血硒水平与癌症相关性的研究进一步科学化，即进行追踪研究，在医学上称之为前瞻性研究。

Salonen 在芬兰首先掌握了 8113 人的血清资料，6 年后，其中 128 人患了癌症，这时在原先的 8000 多人中，选择在年龄、性别、吸烟情况和血清胆固醇水平等与这些癌症患者相匹配的 128 名健康人作对照进行比较，发现 6 年前患者的血清硒含量明显地比健康人低。

Salonen 又报道了芬兰的另一个 12155 人的研究队列，在 1977—1984 年间，有 51 例癌症死亡，同样找了 51 例年龄、性别和吸烟等情况相匹配的健康人作对照，死亡者发病前的血清硒含量也明显地比健康人低。

Brooks 等（2001）报道，对 52 名前列腺癌患者在确诊前后分别采集血样，与 96 名健康人进行对比，结果发现血液中的硒浓度较低，会使发生前列腺癌的危险增加 4—5 倍。因此认为血液中硒元素含量较低的人群是前列腺癌发生的高危人群。

第五点：癌症患者的发硒含量只及健康人的一半

人的头发表面，有一层硬的难以渗透的角质结构，封住了头发中的化学成分，动物的被毛也是这种情况，就像记录器一样记录下了毛发生长当时生物机体的营养状况。头发中的元素成分反映了当时人体对这些元素的摄入量，使头发成为比较稳定的指示物。因此按严格规定处理过的头发分析，经常用于研究环境中的元素与某些疾病的关系。

上海市环保所，分析了人头发中的硒含量，发现癌症病人的头发硒含量还不到正常人的 1/2。

苏娥等人测定了子宫颈癌病人的发硒含量，结果是显著低于健康人。

张企兰等人调查了急性白血病患者的发硒含量，也比正常水平低。

Thimaya 把人的血清硒与疾病的关系，以及发硒与疾病的关系分别画成图，可以清楚地看出癌症患者和心脏病患者的发硒和血硒水平都比正常人低。

徐辉碧等（1984），采用计算机图像识别技术将硒等 8 种微量元素组成微量元素谱，识别处理健康人、早期肺癌病人和肺癌病人头发中的微量元素，可以看出：健康人、早期肺癌病人和肺癌病人的硒元素等含量分区明显，根据这种图谱预报早期肺癌的准确率达 86% 以上。

第六点：癌组织中的硒含量特别高

同一地区癌症患者与健康人居住环境相同，食物结构相似，摄入的硒应该差不多，为什么血液中的硒水平会低呢，他们摄入的硒到何处去了？

魏华臣等发现，肺癌患者的血硒水平下降时，肺硒量却明显上升。肺脏中的硒含量又是很不均匀的，肺癌组织含硒量最高，癌周围的肺组织含硒量居第二位，含硒量最低的是健康的肺组织以及良性病变的肺组织。

万献尧（1992）报道，肺癌组织的硒含量是癌旁肺组织硒含量的 4.3 倍；张俊年（1994）报道，大肠癌组织的硒含量是正常肠粘膜硒含量的 1.4 倍；陈贻华（1994）报道，胃肠癌组织的硒含量是同源非癌胃肠组织硒含量的 1.3 倍；另外，恶性胸腹水也是癌性病理产物，李凌（1994）研究的恶性胸腹水的硒含量是良性胸腹水硒含量的 12.2 倍。

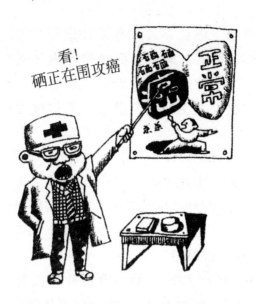

看！
硒正在围攻癌

Schwarty 等报道，乳腺癌组织的含硒量，是正常乳腺组织含硒量的 2—6 倍。骨肿瘤组织的含硒量是正常组织的 9—14 倍。

Caralieri 用同位素示踪法追踪人摄入的放射性硒（^{75}Se），发现最后是积聚在颅部、肺部及腹部的恶性肿瘤组织中。

有人曾试用硒作为临床上体内肿瘤定位的示踪剂。

硒对实验动物的恶性肿瘤有抑制作用

人们一方面从流行病学的角度广泛地调查研究了大量的客观事实，点点滴滴都证明了人类的癌与硒切切相关，另一方面又从动物试验的角度，人为地把硒与癌相联系，再看癌与硒的关系。

实验动物发生癌症，大致有三种途径，即用化学致癌剂诱发动物患癌；将癌细胞移植到动物体内任其扩散而使该动物患癌；以及一些特定的动物能自发性患癌。大量的实验证明了无论哪种途径发生的癌，通过补硒都可大幅度降低癌的发生率和死亡率。

例如 Thompson（1980）在饲料中添加致癌剂 DMBA，95%的实验大鼠发生乳腺癌，鼠平均瘤数 2.9 个，癌瘤出现的平均潜伏期为 50 天，在另二个补硒的实验组中，发癌率分别降低为 70% 和 45%，鼠平均瘤数减到 1.5 和 0.9 个，发癌潜伏期推后到 61 和 71 天。

又如 Porier 等（1979）给小鼠接种艾氏腹水癌，但在接种后再腹腔注射亚硒酸钠（1 微克硒/克体重），腹水癌的发生率可降低 90%。实验结果还表明硒抑制了癌细胞的生长，但对宿主没有明显的毒害。

再如 Schrauzer（1978）系统研究了硒对 C_3H 纯种雌鼠自发乳腺肿瘤的抑制作用，这种肿瘤由病毒引起，可通过母鼠喂乳而传给下一代。他观察到带有肿瘤病毒的 C_3H 雌鼠的肿瘤发病率高达 80%—100%。当在饮食中加入适量的硒，肿瘤发病率即急剧降低，30 只实验动物仅有 3 只发病，发病率降到了 10%。同时出现肿瘤的潜伏期也延长了，如未补硒的对照组约在出生后 4 月龄出现肿瘤，而补硒（每克饲料补 1 微克硒）组到 18 月龄才出现肿瘤。出现肿瘤的鼠数也随补充硒量的增加而减少。

总之，大量的动物实验表明，硒能抑制化学致癌剂诱发的肿瘤、移植性肿瘤和自发性肿瘤。

Combs 分析了 1949—1986 年间的有关硒抑制癌的实验报告，发现较大剂量的硒具有较明显的抑制肿瘤的效果：每克饲料中硒含量低于 1 微克时，肿瘤发生率降低 19%；硒含量为 1—2 微克时，降低 42%；2—4 微克时，降低 45%；4—8 微克时，降低 41%；高于 8 微克降低 58%。

上述这些肯定而明显的硒的抑癌效果，启发人们去尝试用硒来防治人类的癌症。

用硒抗癌见成效

江苏省某县为肝癌高发区，为了全县 38 万人民的健康，开展了大规模的补硒工作，给粮食喷洒硒肥，生产富硒盐及高硒酵母，使当地人群的血硒水平达到正常水平。初步结果是，补硒人群的肝癌发病率由 1972—1984 年的 41.9/10 万下降到 1985—1988 年的 30.4/10 万，而未补硒人群则由 43.7/10 万增加到 51.4/10 万。差异显著。

中国医科院肿瘤研究所与美国国家癌症研究所合作，在

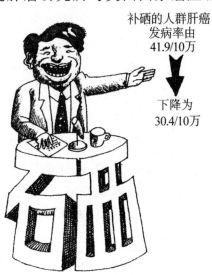

补硒的人群肝癌
发病率由
41.9/10万

下降为
30.4/10万

中国河南省林县居民中开展了营养预防试验。研究人员对出现食管癌癌前病变者和普通人群补充维生素和硒。经过5年对近3万多居民进行调查研究，1993年报道的初步结果表明，已经出现食管癌癌前病变的人群癌症死亡率下降了13%，总死亡率减少了9%。

李文广等1992年首次报道了在特定人群中补硒预防肝癌的效果，江苏启东是我国肝癌高发区，肝癌年平均发病率为每10万人有50名肝癌患者，他们从1986年开始在肝癌高危人群中应用硒来预防原发性肝癌。

实验人群通过每天摄入硒200微克，持续两年，结果表明补硒的乙型肝炎表面抗原携带者，4年后没有发生肝癌，而不补硒的对照组发生了7例肝癌，肝癌累积发生率为每10万人有1573.3人患有肝癌。说明补硒对乙型肝炎表面抗原携带者预防肝癌效果明显。对肝癌高发家族一级亲属观察两年，补硒组肝癌发生率分别为每10万人有175.36人患上肝癌，未补硒组每10万人有553.15人患上肝癌。本实验还有补硒能推迟肝癌发病率年龄的结果。

李文广在1999年韩国召开的亚洲营养会上又报道：从18000名男性公民中检出2065例携带乙型肝炎表面抗原但肝功能基本正常的患者，分作二组，一组补硒，另一组不补硒，前瞻观察二年。结果表明：补硒组血硒显著升高，谷胱甘肽过氧化物酶活性随之明显升高，外周淋巴细胞微核检出率显著降低。特别令人注目的是，补硒组肝癌累积发病率为1708.63/10万（19/1112），不补硒的对照组为4302.20/10万（41/953），差异非常明显。从而进一步证实在肝癌高发区高危人群中，尤其是低硒地区，补硒可以预防原发性肝癌，补硒方法简单，易于推广。

陆瑞芳等（1999）用离体培养人肝癌细胞的方法，再次证明硒能预防肝癌，硒能显著抑制人肝癌细胞的生长；硒作用的时间越长，抑制作用越明显；硒能显著减少肿瘤细胞生长培养液中的脂质过氧化物含量；通过图像分析说明硒主要在 DNA 合成前期阻滞肿瘤细胞的生长，阻止肿瘤细胞进入 DNA 合成期，从而抑制肿瘤细胞增殖。

在人类肿瘤死亡率中，因胃癌而死亡者居首，苏衍萍等（1999）报道：在研究硒在腺胃癌形成过程中的作用，以及硒对腺胃的 3 种内分泌细胞的免疫组织化学变化影响时发现，当大鼠用一种药剂灌胃而形成腺胃癌的前、后补硒，可使胃癌发生率降低 50%。提示硒能抑制大鼠腺胃粘膜细胞异倍体的形成，降低大鼠腺胃癌的发生率。

中国人再获 "施瓦茨奖"

硒为什么会成为这么广泛的抗癌因子呢？为了找到答案，吸引了众多科学家深入研究硒在肿瘤组织的癌细胞中的作用机制。中国医科院著名专家于树玉等人研究了亚硒酸钠对肝癌细胞中环核苷酸（C—AMP）代谢系统的调节作用，发现给人工致癌的小鼠注射亚硒酸钠 2 小时后，肝癌细胞中的环核苷酸含量为注射前的 3.7 倍。环核苷酸是细胞代谢中的一种重要物质，它对细胞增殖、生长和分化起调控作用：其含量低，细胞分裂则快；其含量高，细胞分裂则慢。硒增加了癌细胞中环核苷酸的含量，也就是说明硒起到了阻止癌细胞分裂的作用。

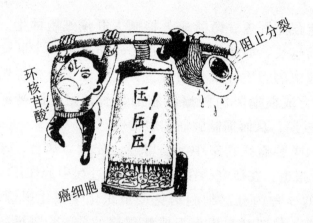

环核苷酸

阻止分裂

癌细胞

于树玉等人还从硒能阻断肿瘤的氧化磷酸化过程、抑制肝癌细胞线粒体结合的已糖激酶的活力，和抑制肿瘤细胞的有氧酵解等方面，充分证明了硒能阻断癌细胞的能量供应。

实验结果还同时表明，无论是阻止癌细胞分裂也好，阻断癌细胞能量供应也好，对正常细胞都是安全的。

于树玉等专家的这些关于"硒预防肝癌研究"的突破性科研成果发现硒阻止癌细胞分裂并阻断癌细胞的能量供应，使他们荣获了 1996 年度国际生物无机化学家协会授予的"施瓦茨奖"。这是中国人第二次获此殊荣。这是对中国科学家阐明硒的抗癌机理这一重大贡献的铭志。

硒减低化疗放疗的毒副作用，协同抗癌药物提高疗效

癌症患者通常要接受"化疗"。"化疗"中广泛使用的药物是顺铂（Cisplatin，缩写：Cis‐DDP），顺铂对癌细胞的杀

伤作用与剂量呈正相关。但是事物往往存在两面性，顺铂在杀伤癌细胞的同时，对生物体也有毒副作用，因而限制了顺铂的应用。

顺铂的毒副作用主要表现在肾毒性（使血尿素氮和肌酐含量升高、肾小管变性并结构紊乱）、骨髓毒性（使红细胞和白细胞数量下降）及胃肠毒性（引起腹泻）。据胡亚军报道，在用顺铂之前1小时或同时补硒，可抑制血尿素氮和肌酐含量升高，减轻肾小管变性和结构紊乱，减少红细胞和白细胞数量下降，减少腹泻次数。说明硒降低了顺铂对肾、骨髓和肠胃的毒性。王强等（1994）给小鼠注射半致死剂量的顺铂，5天后小鼠全部死亡。而经过补硒的小鼠死亡率显著降低，说明硒降低了顺铂的致死毒性。

对硒能降低顺铂的毒副作用的机理，人们也作了很多研究。一般认为硒只与顺铂的代谢产物铂相互作用，与顺铂的正常代谢没有关系，因此不影响顺铂对癌细胞的杀伤作用。

可见，硒既降低了顺铂的毒性，又不降低顺铂的抗癌活性，加之硒自身对肿瘤的增长就有一定的抑制作用，因此被认为是理想的顺铂解毒剂。基于对硒的这种特殊性能的深刻

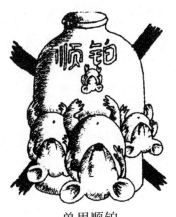

单用顺铂

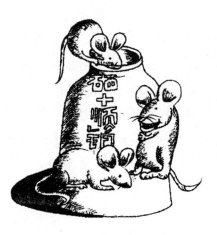

领会，郑文娟等（2013）报道，已有人用硒原子代替抗肿瘤并抗病毒药（噻唑呋喃）中的硫原子，而制成新药（硒唑呋喃），使其抗病活性增强，而毒副作用降低，目前已进入临床试验。

癌症患者通常还要进行"放疗"。其实质是要经受一些射线的辐射，生物膜（细胞膜、线粒体膜等）是辐射损伤的靶，射线作用产生的自由基能攻击生物膜上的主要成分，使其发生脂质过氧化反应，以致造成膜的结构和功能的损伤和破坏。在分子、细胞或整体各个水平的实验，都证明了辐射可导致脂质过氧化反应速率增加，补硒能明显抑制过氧化脂质的形成，明显增强谷胱甘肽过氧化物酶的活性。可以认为硒是一种抗辐射损伤的必需微量元素。

曹弃元等（1994）以人鼻咽低分化鳞癌细胞株为靶细胞，观察硒的抗辐射效应，结果表明，辐射前补硒或辐射前后都补硒，对体外培养细胞都有保护作用。

刘耳等（1996）用体外培养人肝癌细胞的方法，研究了亚硒酸钠和抗癌药（丝裂霉素和盐酸阿霉素）对肝癌细胞生长的影响。研究结果表明，在细胞培养液中单独使用浓度为1微克/毫升的亚硒酸钠，不仅可以明显抑制人肝癌细胞的生长增殖，而且可抑制肝癌细胞分泌 AFP，抑制率达 31%。AFP 是公认的细胞去分化指标，AFP 分泌减少，反映亚硒酸钠能诱导人肝癌细胞重新分化，使癌细胞向正常方向转化，说明硒自身有抗癌作用。

刘耳等人的实验还表明，实验中所使用的两种抗癌药对人肝癌细胞都有强劲的杀灭作用。特别重要的是当硒分别与这两种抗癌药联合应用时，对人肝癌细胞生长的抑制程度，都显著高于单独用的效果，差异显著。对 AFP 分泌量的抑制率相当于二者单独使用时抑制作用的加和。实验结果显示：硒与抗癌药物联合应用，具有良好的协同抑癌和抗癌效应。

由于硒与抗癌药协同增强抗癌能力，因此可以减少抗癌药物的剂量，进而降低药物的毒副作用，这对临床治癌有深远的意义。

据中国科技大学张劲松透露，2004年美国用超大剂量硒与化疗药物（依力替康）联合应用时，敏感性肠癌和头颈部癌治愈率达100%，不敏感性肠癌和头颈部癌的治愈率也可达到40%—80%。愿美国振奋人心的实验结果能使千百万人战胜癌患的希望成为现实。

综上所述，从硒与癌的自然关系；人为地用硒抑制实验动物的诱发癌、移植癌或自发癌；直接用硒防治人类的癌症；硒与抗癌药物及抗癌措施的协同作用以及对硒防癌和治癌的理论机制的研究，不难看出硒在人类抗癌搏斗中的显赫作用。

缓解晚期癌症病人的疼痛

晚期癌症患者，由于失去手术时机，或因病变广泛而未能切除肿瘤时，通常要经受剧烈疼痛的折磨。贵德县医院段文瑛院长发现这些病人服用天然有机硒后，疼痛得到明显缓解。

他们的对比实验是这样进行的，10例患者接受支持治疗，并每日加用有机硒300微克，同时加服维生素E、维生素B_2，作为治疗组。对照组患者只进行支持治疗和加服中药。

疗效的标准是，显效：不用平痛新、杜冷丁等止痛药物，痛感明显缓解，腹胀减轻；有效：疼痛可忍受，有时需加少量止痛药；无效：仍需要止痛药，自觉症状无改善。

结果是，治疗组 10 例，显效 4 例，有效 5 例，无效 1 例，有效率达 90%，而对照组 8 例，均无效。硒的止痛效果差异明显。

虽然晚期癌症病人最后都难免撒手人寰，但能在他们还在世的时候，免除或减轻痛苦，也是值得庆幸的。

第六章
璀璨的硒功效琳琅满目

> 人体的多种疾病都与缺硒有着直接或间接的联系。补硒就像游击战士作战，对多种疾病一一击破，最终让健康常在。

抗衰老，助长寿

早在几年前，我国60岁以上老年人口已达1.32亿人。占到全国人口总数的10%左右，并以每年3.2%的速度递增。随着全球老龄化趋势的不断加剧，抗衰老研究已成为国际医学界瞩目的课题。

20世纪60年代，美国医学界研究发现，老鼠吃了含亚硒酸钠的饲料后，寿命超过了鼠类最高寿命。若把这一结果推算到人类，相当于人可活到170多岁。显然这是一个远没有得到证实的幻想型推论，但却引起了科学界对硒与人类长寿关系研究的极大兴趣。

丁克祥等（1993）用硒饲喂果蝇后，使果蝇平均寿命延长 8.5%—9.9%，最高寿命明显延长 9.5%—12%。

抗衰老研究发现，硒营养状态与机体的老化程度密切相关：

1. 人体的硒水平随年龄的递增而显著下降

Berr 等检测法国西南部 239 名 65 岁以上志愿者的血浆硒水平和红细胞硒水平，都随年龄递增而显著下降。

Kuroda 测定了 240 名日本人的血清硒水平和谷胱甘肽过氧化物酶活性，将测定结果按年龄分段（20—29、30—39……70—79、80—89）列出后，清楚地显示了这 2 项指标都随年龄而递减，但 80—89 岁老人的测定结果都是高的。请想一想，80—90 岁的老人可谓长寿，他们的血硒水平是到了80—90 岁才高的，还是年轻时就保持比较高，才使他们获得长寿呢？

2. 长寿老人的硒水平比一般老人高

Bortol 等报导，平均年龄为 92 岁的老年妇女的血浆硒水平比平均年龄为 65 岁的老年妇女显著增加。

Simonff 等检测 170 例 70—95 岁法国健康老人的全血、血浆和红细胞中的硒水平，得到的全部测定结果与年轻人的测值相似。

湖北地区百岁老人血硒水平比健康者高 3 倍以上。

河北省百岁老人头发中有相对富硒、富锰和低镉等特点。

上海市 90 岁以上长寿老人（包括百岁老人）的发硒含量与壮年组无差异。

人体自身不能合成微量元素，必须靠从食物中摄取。长寿老人每天的进食量远低于年轻人，但体内仍能维持与年轻人相似的硒水平，说明他们体内硒的储量是很高的。

3. 健康老人的硒水平比患病老人的高

苏州老年病研究室的陈贻华等人，测定了42例健康老人和72例老年冠心病人的血清硒含量，结果显示健康老人的血清硒水平显著高于老年冠心病人的。

胡锦心等（1993）测定19例老年早期左心衰竭患者的血清硒水平和血浆脂质过氧化物的含量，以19例健康人为正常对照。结果表明老年早期左心衰竭患者血清硒水平明显降低，血浆脂质过氧化物含量显著增高。

郝秀兰等（1996）将60岁以上体检者分为健康组（146例）和患病组（患心脑血管病、糖尿病或其他老年病共184例），发硒测定结果表明：健康组发硒值非常显著地高于患病组。

朱明伟等（1997）测定了8例阿尔茨海默型老年痴呆患者血清的锌、铜、铁、钙、镁及硒含量，发现其中锌、硒含量显著低于健康人。

4. 补硒可提高老年人的健康水平

郝秀兰（1993）对137例老年病患者进行补硒临床观察，其中：肿瘤患者31例，补硒后26例见效，占84%；高血压、冠心病患者37例，补硒后31例见效，占84%；肝病患者18例，补硒后14例缓解，占78%；慢性支气管炎患者19例，补硒后14例缓解，占74%；其他疾病32例，补硒后也有不同程度减轻。

同时对其中 40 例进行了血硒含量测定，其中只有 5 例正常，其余 35 例的血硒水平都低于正常值。

芬兰的 Tolonen 将 30 名平均 76 岁的老人分成两组，一组补硒，每人每日摄入硒酸钠、有机硒和维生素 E，另一组是对照，每人每日摄入不含硒和维生素 E 的安慰剂。服用 2 个月后，补硒组普遍减少了一般老人所常有的抑郁、焦虑、疲劳等现象，他们的血硒、尿硒、谷胱甘肽过氧化物酶和血浆维生素 E 等生化指标也有明显改善。

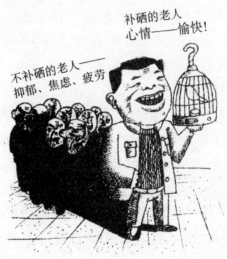

补硒的老人
心情——愉快！

不补硒的老人——
抑郁、焦虑、疲劳

为孕妇和婴幼儿童保平安

由于硒对人体生命的重要，促使人们研究了孕妇和婴幼儿童的硒营养。

孕妇的血硒水平到分娩的时候有所下降，婴儿出生时，脐带血的硒水平和谷胱甘肽过氧化物酶的活性，都比母亲低。婴儿出生后的血硒水平逐渐缓慢上升，大约一岁时才接近正常，趋于平稳。

假如婴儿能得到母乳喂养，婴儿可从母乳得到硒。有人研究过母鼠硒水平高，则乳中硒水平高，使得幼鼠的硒水平也高，这是很自然的。也由此可见哺乳母亲摄取足够量的硒十分重要。

假如婴儿只能用牛奶喂养，就需要特别注意了。有人研究过用牛奶喂养婴儿所摄取的硒，只相当于母乳喂养婴儿的1/2，所摄取的维生素 E 只有母乳喂养婴儿的1/10。这种既缺硒又缺维生素 E 的牛奶，就可能引起"在婴儿小床内的死亡"，也就是婴儿死亡综合症。

医生认为引起这种突发死亡的原因是：婴儿不慎将牛奶吸入支气管后，可能产生对牛奶过敏的抗体，严重的过敏可能被许多过敏源触发，甚至被一个病毒所触发而发生血管扩张、血压降低、心跳加快。当硒和维生素 E 缺乏时，心肌没有力量来应付突然增加的工作负荷，便出现了突发性猝死。

1993 年 11 月沈阳市某医院爆发了震惊全国的婴儿集体感染柯萨奇病毒事故，就是一起婴儿突发死亡事故。许多医务工作者从环境卫生方面发表了许多意见，这是对的和必要的。但是，婴儿体内是否严重缺硒？这很值得深思。因为辽宁省约有90%的县市属于严重缺硒地区，同时，沈阳市区环境受工业污染，对硒的需要量肯定要比非污染地区高。一方面缺，一方面又需要得高，这两个因素会导致母体和婴儿缺硒，在这种情况下，偶尔遇到病毒，便出现婴儿突发死亡，也就不足为奇了。

为了"宝宝"的健康，应十分重视孕妇的补硒，以提高婴儿的免疫力。

另外，著名学者 Schwarz 曾发现，给蛋白质营养不良的儿童补硒能促进生长。他的研究表明：在营养不良儿童血硒含量很低的情况下，单给这些儿童补充脱脂奶、脂肪和糖等等很好的膳食，他们的生长情况并没有明显改善，只有补充了足够的硒，才能确实有效。联系到硒对骨骼的影响等其他功效，这应该是很自然的。在此请参看本书第 45 页"硒与放射性肺损伤"一节中谈到的硒防护组的体重指标。

硒 与 生 育

　　人们最先注意到的是硒对家畜繁殖的影响，如在新西兰，绵羊日粮中补充硒可显著提高繁殖能力，进而又发现补硒可提高肉用母牛、乳用母牛及母猪的繁殖效率，并认为缺硒影响母畜繁殖率的主要原因，是硒缺乏使卵受胎率低和容易造成胚胎再吸收。

　　在研究组织器官的硒存留时，发现睾丸中的硒浓度仅次于肾脏（Smith 等 4 头牛的结果）或仅次于肾和肝（Segerson 等 6 头猪的结果），并且附睾、前列腺和精囊腺中的硒浓度也都是很高的。硒浓度高说明对硒有强大的富集能力。

　　田园等（1999）在硒耗竭和耗竭后补硒的两个过程中，观察硒在体内各组织器官中的动态变化，发现睾丸中的硒耗竭得最慢。耗竭 20 周后再补硒时，硒升高的幅度既大速度又快的是脑、其次就是睾丸。纵观这两个过程，明确了脑和睾丸是最优先利用硒的组织器官。

　　测定精液中的硒浓度竟比血液中的硒浓度高 10 倍，还知道了精液中的硒主要存在于精清中，以谷胱甘肽过氧化物酶的形式保护着精子免遭氧化损害。

人们还发现缺硒可造成精子中段及尾部主段原生质膜破裂、轴丝（贯穿精子尾部的条状细胞结构）外露。只要是缺硒，大鼠精子就会出现这种畸形，补充了维生素 E 也不能阻止这种畸形精子的出现，因此有人称其是大鼠缺硒的特征性损伤。

进一步研究发现精子中的硒浓度高达约 30 微克/克，这些硒几乎都集中在线粒体（精子线粒体呈螺旋状排列在精子的中段）外膜上的被膜蛋白中，说明精子线粒体被膜在正常发育时需要硒。换言之，硒是线粒体被膜的固有成分，可使线粒体在低渗溶液中不变形。无怪乎在精子发育过程中得不到足够的硒就会出现精子中段崩解的特征性畸形了。

近年又观察到在睾丸和前列腺中存在着有特异功能的硒蛋白（如磷脂氢谷胱甘肽过氧化物酶），它与精子成熟的生理过程有关，精子发育早期，在精细胞中起抗氧化酶作用；在成熟精子中，它在精子头部和尾部中段聚合成蛋白网，起结构蛋白作用，以保持精子结构的完整性。因此，缺硒动物就会出现精子抗氧化能力下降和精子结构损伤，直致运动功能受损。

动物实验中还发现亲代小鼠从 22 日龄开始补硒，使每窝平均产仔数增加 53.8%，平均孕期缩短 3.2 天，仔鼠平均体重提高 5%。

总之，多方面的动物实验证明了硒是精子结构中不可缺少的成分，精液中含有丰富的含硒酶保护着精子，缺硒使精子发生特征性畸形，补硒又可提高繁殖力。

硒对人类生育能力的影响也引起了很多学者的关注，当然研究是比较困难的，不能像动物实验那样简单、方便和充分。

Cowgill 将美国各州划分为低、中、高三种硒含量地区，再统计 1940 年、1950 年、1960 年和 1970 年在这些地区每 1000 名育龄妇女的生育率和婴儿出生率，从年龄、种族、城乡地区、营养和经济收入等多方面进行了分析，得到的结论是：美国大陆婴儿出生率在硒浓度低的地区比硒浓度高的地区要低。

Macpherson 等（1996）根据苏格兰出现的一种新情况，即调制面包的面粉来源的改变，使苏格兰居民由膳食供给的硒下降了 50%，使成年男子平均每日摄入量比基准营养摄入量（75 微克/日）少了一半，伴随而来的是不育症增加了。又基于硒会影响许多动物的生殖，因而检测了不育男子和不孕女子的血硒水平，测定结果是不育男子和不孕女子都存在着低硒情况，血浆硒浓度几乎都低于正常范围的下限。

据 Bleau 等人于 1984 年报道，男性精液中硒水平与精子数呈正相关。

李忠培等（2004）检测了 181 例不育者和 50 名正常生育者精液中的锌、硒含量，结果是不育者精液中锌、硒含量均显著低于正常生育者，提示精液中锌、硒含量与男性生育能力密切相关。

徐德祥等（2001）探讨了血清和精液中硒浓度与精液质量和精子 DNA 氧化损伤的关系，结果是：已孕组精液硒平均浓度明显高于不孕组；已孕组精液量、精子数和每次射出精子总数的平均值明显高于不孕组；精液硒浓度与精子数、每次射出精子数、精子活力、活动精子百分率之间呈明显的正相关；精子 DNA 损伤水平与精液硒浓度呈明显负相关。结论是：精液硒浓度与人类精液质量和精子 DNA 损伤有关，血清硒浓度不影响精液质量和精子 DNA 氧化损伤程度。

硒与艾滋病

艾滋病（AIDS）即后天性免疫缺损综合症（Acquired Immuno Deficiency Syndrome），患者由于免疫功能低下可患多种疾病而致死，其中念珠菌感染亦常见。据王夔及徐辉碧等人的论述，由于观察到缺硒动物易患口腔念珠菌病，人们开始考虑硒与艾滋病的关系。美国 Dworkin 等就此进行了初步研究，通过测定 13 名艾滋病患者、8 名 ARC（Aids Related Complx，一种与艾滋病相关的疾病）患者和 14 名健康人的全血、血浆和红细胞硒含量及谷胱甘肽过氧化物酶活性，发现艾滋病人处于低硒状态。其中，艾滋病组的谷胱甘肽过氧化物酶活性明显低于对照组（$P < 0.0001$），其全血、血浆和红细胞硒含量均显著低于对照组（$P < 0.0001$、$P < 0.0001$ 和 $P < 0.002$），而爱滋病与 ARC 患者之间无显著差异。

有人认为，艾滋病患者的一种常见的恶性特征是体内硒的损耗，因而低硒可认为是艾滋病发展的结果，但亦有人认为低硒可能是致病因素之一。由于艾滋病和硒都与机体免疫功能有关，而且艾滋病在当今世界上被称为"超级肿瘤"，对人类健康与生命威胁极大，看来，硒与艾滋病的关系是一个值得深入研究的课题。

硒保障甲状腺正常代谢

随着科学技术的不断发展，人们对硒的认识也在不断深入。例如近年在研究硒对甲状腺代谢的关系时，先发现大鼠在缺硒的状态下，有一种脱碘酶的活性降低，说明这种脱碘酶的活性与硒有关。接着又发现这种脱碘酶含硒蛋白，说明脱碘酶确实含硒。最后，用分子克隆技术明确了脱碘酶含硒胱氨酸，只有在有充足的硒胱氨酸时，这种脱碘酶才有活性，于是证明了硒参与人体的甲状腺代谢活动。

甲状腺是人体最大的内分泌器官，甲状腺代谢，是人体的一种重要代谢活动。甲状腺对碘具有高度的亲和力，胎儿发育到10周龄，其甲状腺就具有了摄碘能力，人体内80%的碘都聚集在甲状腺中。进入甲状腺的碘，唯一的作用就是用来合成甲状腺素。

甲状腺素对人体的作用是多样而强烈的，简单说，是调节人体的物质代谢和能量代谢，影响生长发育。例如能刺激蛋白质、核糖核酸、脱氧核糖核酸的合成，参与糖、维生素、水和盐类的代谢。当甲状腺功能降低，甲状腺素分泌紊乱时，就会出现痴呆、智力低下、骨骼发育不良，甚至成为呆小症病人。

通过血液循环，甲状腺素被运送到各个组织，在那里发挥它的生物化学功能。在完成使命的同时，自身也被分解代谢。分解代谢的最主要环节就是在脱碘酶（有的含硒胱氨酸）的作用下脱碘。脱下来的碘一部分被甲状腺摄取，其余经肾脏随尿排出体外。在缺硒的情况下，含硒的脱碘酶就会失去活性，使甲状腺代谢出现紊乱。

可见，缺硒时，甲状腺就不能正常代谢，20世纪90年代初科学家们所发现的，硒参与甲状腺的正常代谢这一重要生理功能，说明了硒可全面影响人体生长发育，仅就这一点而言，硒对人体健康的影响就是十分深远的。

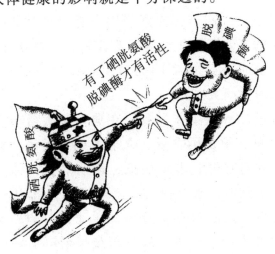

硒防治了大骨节病

大骨节病也是一种地方病，在国际上又称卡辛—贝克病（Kaschin – Beck disease），1849年曾在俄罗斯外贝加尔地区的乌洛夫流域发现了这种病，因此又有乌洛夫病之称。中国患大骨节病的人数有上百万之多，涉及到东北、西南和西北的16个省区。

大骨节病的主要表现是全身的软骨组织多处出现一小块

一小块的坏死斑点，使得骨骼严重畸形，外表上最容易看到的是因骨端软骨细胞坏死而出现的手指畸变，一个个指关节都显得特别大，严重时双手拿不住锄头把，因而丧失劳动能力。与此同时，肌肉萎缩，发育不良，男子汉长不起个子来，景象凄惨。以往人们为了躲避这种病魔，往往举家迁徙，屡见不鲜。

长期以来，人们苦苦探索病因，提出种种假说，逐步发现大骨节病的多发区往往也多发克山病、动物则多发白肌病。中国科学家在防治克山病的同时，对大骨节病与硒的关系，也开展了大量的研究工作。

通过大量的测定工作看到，在典型的大骨节病区，其土壤的总硒含量、粮食硒含量、人体血硒、发硒、谷胱甘肽过氧化物酶活性都显著比非病区低，说明病区人体处于缺硒状态。中国科学院西北水土保持研究所李继云等 1978—1980 年在陕西省内 6 个大的自然类型区、71 个采样点，对 621 名儿童的发硒含量进行了分析，从分析结果看到，病区儿童的发硒平均值为 68 毫微克/克，而非病区儿童的发硒平均值为 220毫微克/克。

1980—1983 年对永寿县大骨节病考察期间，在环境生态学、生物化学、病理形态学及临床观察中都提出了大量与硒有关的证据。

既然与硒如此相关，用硒能不能防治大骨节病？

中国甘肃省地方病防治研究所的李崇正等，曾应用亚硒酸钠来验证硒对大骨节病的治疗和预防效果。他们给 6—10岁儿童每周服 1.0 毫克，5 岁以下儿童每周服 0.5 毫克，哺乳婴儿由母亲服用，每周 2.0 毫克。试验开始时，对待服药儿童作 X 光检查，证明在 3—10 岁儿童中仅有 57.4% 无大骨节病。在持续投亚硒酸钠 6 年后，3—10 岁儿童的健康率增加到

96%。表明亚硒酸钠不单是大骨节病的一种理想治疗药品，而且还是一种理想的预防药品。

大骨节病人迁居到非病区一年后，病变可基本得到控制。不迁居，服用硒，使人体的硒状况得到改善，病变也可以逐步恢复，并且服硒人群中不再出现新的大骨节病人。说明硒的疗效属于病因性疗效，骨骼健康离不了硒。

中国农科院等单位，在偏远的青藏高原上也发现了大骨节病，发现青藏高原也确实属于缺硒地区。被调查的当地生活着汉藏两个民族，却只见汉族居民发生大骨节病。经进一步的测定分析研究发现，同是缺硒地区，肉类中的硒含量比谷类作物的高，使以肉类为主食的藏族居民的发硒含量，比以粮食为主食的汉族居民高出 2 倍多，可能就是这点硒含量的差别，使藏族居民免遭了大骨节病之苦。

近年全国大骨节病病情监测组在病区省、自治区各选 1—2 个最重病区点，每个点拍摄 100 名 7—12 岁儿童右手 X 光片，上报，集体读片确认患病水平，最后写出 2000 年全国大骨节病病情监测报告。报告指出：东部 6 省（黑龙江、吉林、河北、河南、山西、山东）X 线检出率低于 3%，达到了控制水平；西部 6 省区（西藏、青海、甘肃、陕西、四川、内蒙古）检出率仍然很高，14 个检测点中，有 8 个超过 20%，最高的达到 46.5%（青海），表明病情仍然活跃而严重。

白生琦等（2002）为了探索和总结补硒防治大骨节病的方法和经验，回顾分析了甘肃省泾川县练范村 1980 年以来施用硒片和硒盐防治大骨节病 20 年的 X 线观察结果，并结合观察同期未使用任何防治措施的邓家峪村儿童 X 线资料作比较分析，认为硒片防治与儿童大骨节病患病率下降有关，硒具有促进干骺端病变修复和预防大骨节病新发的显著效果，硒盐防治仍可使病情下降达到控制标准（<3%）。

还有人研究了病毒及硒与大骨节病的关系，如熊咏民等（2004）采用 PCR 技术及荧光法检测大骨节病病区儿童血清微小病毒 B19DNA 和红细胞硒含量，并与非病区健康儿童进行对比分析，结果是：大骨节病病区儿童血清 B19 感染率显著高于非病区儿童，红细胞硒含量显著低于非病区儿童，低硒营养状态的儿童 B19 感染率明显高于正常硒水平的儿童。

楚瑞奇等（2001）探索了雪腐镰刀菌烯醇对培养软骨细胞 DNA 损伤作用及硒的保护作用，结果是：在实验设定的浓度范围内，随着培养液中雪腐镰刀菌烯醇浓度的增加，软骨细胞的 DNA 含量减少、DNA 受损细胞增多和 DNA 损伤加重；培养液中加硒的组，损伤情况好于未加硒组。说明雪腐镰刀菌烯醇对培养的软骨细胞有明显损伤作用，加硒有保护作用。

徐艺等（2001）用串珠镰刀菌等作了与上述类似的研究，得到了相同的结果，即随着培养液中毒素浓度的增加，软骨细胞损伤加重，DNA 合成和细胞分裂增殖能力减低，细胞膜流动性逐渐降低，基质中葡萄糖醛酸含量逐渐减少，尤其是在电镜下能观察到毒素组细胞损伤明显，与对照组有显著差别。加硒后以上影响有所减弱，但不能阻止损伤的发生。

烟民亦有保护神

人类吸烟已有 500 多年历史，曾被视为生活中的嗜好和享受，到 20 世纪 40 年代才开始有人注意到吸烟的危害，半个多世纪以来经过数千篇科学论文的发表，才渐渐形成今天到处宣传吸烟有害的局面。

吸烟（包括被动吸烟）时，首先吸入的是烟雾，每吸入1毫升烟雾可带进多达50亿个烟尘颗粒，它们阻碍呼吸道的通气，损伤呼吸道粘膜的腺体，这是诸多呼吸道疾患的重要起因。烟雾还会对眼球中的晶状体造成损伤。

如程牛亮等（1997）利用香烟烟雾制成的动物模型，观察了香烟烟雾对晶体的损伤以及硒的保护作用。结果发现，单纯吸烟组大鼠晶体内脂质过氧化物含量显著升高，而经补硒（饲料中添加硒强化沙棘油）后，不表现出显著升高；又观察到单纯吸烟组大鼠晶体内可溶性蛋白显著减少，同时不可溶性蛋白显著增加，而补硒后不发生这些显著变化（晶体内可溶性蛋白转化为不可溶性蛋白是白内障的重要成因）；还观察到单纯吸烟组大鼠晶体中的谷胱甘肽过氧化物酶和超氧化物岐化酶的活性显著降低，而补硒后，酶活性不发生显著下降。这些结果提示香烟烟雾可致大鼠晶体损伤，而硒则具有保护作用。

唐家骏等（1993）更加深入的研究指出，吸烟者的微核淋巴细胞的平均出现率明显提高，反映出有染色体畸变发生。基于硒有保护蛋白质 DNA 大分子结构和功能完整的生理功能，因而，以烟民自身为对照，研究了烟民服硒前后微核淋巴细胞出现率、双链 DNA 含量和血硒水平的变化。

选择 19 例年龄在 39—59 岁之间，烟史为 15—30 年，每日吸烟量 6—20 支的男性为对象，每天服硒 100 微克。

连服三个月后，血硒升到正常健康人水平，微核淋巴细胞出现率比服硒前明显下降，双链 DNA 含量比服硒前明显升高，全部病例无毒副反应，表明服硒对烟民受的损伤有一定修复作用。

千言万语一句话：吸烟有害自身和他人的健康，为了自己和他人的健康，一定要拒烟、戒烟。结合硒的多种重要生理功能综合考虑，因种种原因，暂时还不能彻底戒烟的烟民，面对吸烟的危害，服硒，会得到部分的保护。

硒对神经系统发育有促进作用

康必硒

——

微量元素硒与健康

84

高良才等（2002）在体外模仿了脑出血或脑外伤引起的氧自由基损伤，观测不同硒浓度对损伤脑神经细胞线粒体的肿胀程度、膜流动性、丙二醛含量以及线粒体形态结构的影响，结果是适量的硒可明显防止氧自由基对线粒体的损伤。认为硒有利于延缓衰老和防止某些神经系统疾病。

田东萍等（2000）利用新生大鼠大脑皮层神经元体外分散培养技术研究了硒对大鼠大脑皮层神经元存活及突起生长的影响，结果显示加硒组神经元存活数增加，神经元突起生长早且长。认为适量的硒对大脑皮层神经元存活及突起生长有促进作用。

王冰等（2003）用适量的硒培养神经细胞，培养3天，开始能增加神经细胞最长突起的长度和神经细胞的平均直径，在培养的第3、5、7天：

对照组最长突起长度分别为49、64、64微米，加硒各组最小值分别为59、78、76微米，差异显著；

对照组平均直径分别为19、19、21微米，加硒各组平均值分别为26、25、26微米，差异显著；

也能促进体外培养的神经细胞表达一种蛋白（NSE蛋白），对照组平均秩序为14.1，实验各组最低为21.4，差异显著；

还能促进体外培养的神经细胞另一种蛋白（IGFR 蛋白）的表达，对照组平均秩序为 16.6，实验各组最低为 21.9，差异显著。

中毒剂量的硒对培养细胞有明显的细胞毒性作用。

李文生等（2001）研究了硒与胎脑神经元原癌基因蛋白表达之间的关系。在宜君县（低硒区）、紫阳县（富硒区）及临潼县（对照组）共解剖水囊引产胎儿胎脑 20 例，通过免疫组化法检测胎脑大脑皮层神经元该蛋白产物的表达，采集其脐血进行微量元素检测，结果发现硒水平可影响胎脑大脑皮层神经元癌基本蛋白的表达，并进而可能影响胎儿神经系统及智能的发育。

硒能促进神经元存活、能增加神经细胞的平均直径、能增加神经细胞最长突起的长度，认为硒能影响胎儿神经系统及智能的发育，能防止某些神经系统疾病。这些都是较新的研究成果，是对硒的较新认识，从中可见硒对人体健康影响的深刻，可见硒对人体健康的呵护无处不在。

硒，鹰的生物望远镜

在地球上的动物中，山鹰的眼睛最为敏锐。对此，生物学家们经过长期的研究发现：其奥妙就在于鹰眼中含有极为丰富的硒元素，高出人类 100 多倍。

经科学家研究，视觉灵敏度发育良好的动物，如松鼠和鹿，其视网膜平均含硒 600—800 微克/克。视力较弱的动物如豚鼠，只含 8—10 微克/克的硒。还有人测定视觉能力较强的狗和猫的视网膜中的硒，明显地比视力发育较弱的牛和猪的视网膜中的硒高。还发现硒含量似乎随年龄而增加，在年龄超过 10 年的狗中，晶状体中的硒含量会高出一倍。这些研究工作都支持了硒参与光子传导的假说，说明了眼睛光感受器中的硒含量高，视觉灵敏度也高。

美国北芝加哥营养研究顾问 Ferost 教授 1981 年到中国来讲学时就提到，视网膜黄斑区（产生视觉效果的地方）是体内谷胱甘肽过氧化物酶含量最高的地方，黄斑的退度（反应视力的强弱）可因谷胱甘肽过氧化物酶的活性而使视力得到恢复；已发现谷胱甘肽过氧化物酶和维生素 E 可使视网膜上的氧化损伤降低；硒可使神经性的视觉丧失得到改善。

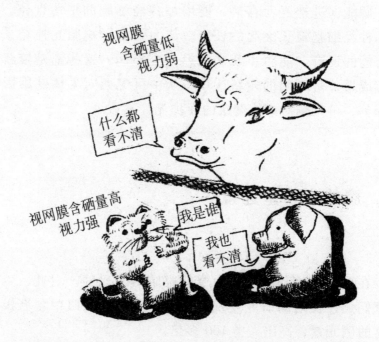

方熹敏等（1996）测定了 50 名正常儿童的发硒水平，结果表明弱视儿童发硒水平显著低于正常儿童；病情与硒水平呈负相关；对弱视儿童进行补硒收到了较好效果。

梁峰等（1994）测定了 75 例中小学生正视眼和近视眼患者血清及头发中铜、铁、锌、锰和硒的含量，发现中学生近视眼血清和头发中的硒、锌含量都显著低于正视眼组。

白内障是主要的致盲眼病，再看硒与白内障的关系。

常人在从生到死的过程中，年龄渐渐增加，眼球晶体中的硒含量也渐渐增加，而有人报导，白内障患者晶体中的硒含量仅为正常晶体的 1/6。没有足够的硒，就不能及时清除晶状体中的脂质过氧化物，以致晶状体浑浊，形成白内障。请参看本书 30 页"可降低晶状体和视网膜的氧化损伤"。

宋同昌等测定了 1996 年 3 月电力系统职工体检中查出的 164 例老年性白内障的发硒含量，发现其中 118 位患者的发硒水平低于正常值。

Wenlu Huang 等（1996）测定了 107 名白内障手术患者眼房水中谷胱甘肽过氧化物酶的含量，发现它占眼房水中总蛋白的比例远大于在血清中所占的比例。眼房水中谷胱甘肽过氧化物酶的活性也与血清硒呈正相关关系，说明了眼房水中含大量的谷胱甘肽过氧化物酶，其活性也受摄入硒水平的影响。

蔡求因等（1993）研究发现，缺乏硒和维生素 E，使大鼠眼球晶体中谷胱甘肽过氧化物酶活性降低，自由基产生增多，脂质过氧化物含量增加，说明硒和维生素 E 与白内障的发生确有密切关系。

硒与皮肤病

银屑病（俗称牛皮癣）是一种慢性、复发性的炎症性皮肤病，其发病机理至今仍未搞清楚。为了探讨是否由于缺硒导致谷胱甘肽过氧化物酶活力下降而引起银屑病，王昌留等（1998）测定了银屑病患者的血硒含量和谷胱甘肽过氧化物酶的活力。测定结果表明，银屑病患者的血硒含量显著低于正常人，特别是，谷胱甘肽过氧化物酶的活力仅为正常人的1/3，差异非常显著。经认真分析，还发现测定结果与病情有一定关系，如进行期患者的谷胱甘肽过氧化物酶活力显著低于稳定期（病情较轻）患者。

万军利等（1998）又进一步测定了银屑病患者皮肤的谷胱甘肽过氧化物酶活力的变化，他们按角膜环钻的常规操作取患者皮损处的皮肤进行测定，发现银屑病患者皮肤的谷胱甘肽过氧化物酶的活力明显低于正常人的皮肤。

近年来，氧自由基与银屑病之间的关系越来越受到人们的普遍重视，不断有报道证实患者血浆中脂质过氧化物水平明显升高，而且谷胱甘肽过氧化物酶的活力明显降低。因此认为缺硒导致谷胱甘肽过氧化物酶活力的降低很可能是银屑病发病的重要因素之一。

还有人研究发现白癜风患者血硒含量显著低于正常人，患者白斑部位皮肤组织的硒含量显著低于无白斑部位皮肤。

像银屑病、白癜风这样的皮肤病既难治又易复发，使患者和家属都承受着生理和心理上的无穷煎熬，假如通过补硒，能使病情得到哪怕是一点点的好转，也会使他们感到莫大的欣慰。

痤疮也是一种常见的皮肤病

符梅等（1999）测定了40例病程1个月—10年的寻常痤疮者血清硒值及血浆谷胱甘肽过氧化物酶活力，并以60例健康成人为对照，结果表明患者的硒值和酶活都比对照组低，以脓胞为主的患者，其硒值下降更显著。

方绍峰等（2001）检测了16例某化工厂集体暴发的氯痤疮患者的血清硒和锌水平，结果显示，患者血清硒含量明显低于对照组，推测科学补硒、锌对氯痤疮防治可能有益。

第七章
硒为什么能健身防病

> 若把人体比作长城，细胞就如同一块块的砖，每一块砖完整无损，长城才能稳如泰山，坚不可摧；人体每一个细胞完整无损，人才得以远离疾病，健康长寿。

抗氧化作用是硒保健祛病的根本

世界各国的科学家进行了不懈的努力研究，发现硒的抗氧化作用是一项十分重要的生理功能。

众所周知，除了厌氧生物外，所有的动物和植物的生存都必须有氧，生命的起源和进化离不开氧，也离不开与氧密切相关的自由基，自由基是指一类具有未配对电子的物质，其种类很多，常见的有超氧阴离子自由基、羟自由基和抗氧化物自由基等等。这些自由基除了起有益作用外，在有多余的时候，就会有害于自身细胞。

主要是侵袭人体的蛋白质、酶、胶原蛋白、神经传递介质及脂肪酸等，从而导致人体生病。例如细胞膜的脂质结构被自由基攻击就可启动脂质的过氧化，继而形成脂质过氧化物。脂质过氧化物具有毒性，使完整的细胞膜被摧毁，给细菌入侵造成机会。又如，关节发炎时，嗜中性白细胞产生的过氧化物，能进一步损伤关节。脂质过氧化物能够损伤大多数体细胞。

人体在正常的新陈代谢活动中，如大量的体育活动之后，高强度脑力劳动之时，吸烟，服用某些抗癌药物、安眠药或镇静剂，接受放射线以及接触农药时，人体内部都会产生过氧化物。有机物腐烂、塑料用品的制造过程、油漆干燥、大气中的臭氧或其他化学致癌物造成的空气污染，也会使人体内部产生过氧化物。

可恶的过氧化物被称作是"体内垃圾"。这些体内垃圾的主要克星就是谷胱甘肽过氧化物酶。而硒正是谷胱甘肽过氧化物酶的构成部分，一个谷胱甘肽过氧化物酶含4个硒原子，只有在有硒的情况下，这个酶才有活性，才能起清除代谢活动中产生的过氧化物的作用，在缺硒的情况下，这个酶的活性就不能充分表达。硒的抗氧化作用主要是通过谷胱甘肽过氧化物酶来实现的。

谷胱甘肽过氧化物酶的主要职能是催化谷胱甘肽（一种简单的蛋白质）与过氧化物之间的氧化还原反应，使过氧化物还原成相应的对人体无害的氧化物（这就是分解了过氧化物）。这个反应有一个特点，就是对过氧化物没有专一性，也就是说可以氧化体内的多种多样的过氧化物。这一点赋予了谷胱甘肽过氧化物酶光荣而艰巨的任务，它要在体内各处清除各种过氧化物。目前已知40多种疾病的防治与谷胱甘肽过氧化物酶有关，可见硒调节谷胱甘肽过氧化物酶这一生理功能的重要。

硒的抗氧化功能还表现在与维生素 E 的协同作用。

维生素 E 是人体内的一种强抗氧化剂，其基本生物学作用是抑制各种细胞膜上不饱和脂肪酸的氧化，主要是在细胞的膜结构上起作用，如防止细胞膜、线粒体膜或溶酶体膜等多种生物膜免受种种自由基的脂质氧化伤害，从而减少过氧化物的形成。而硒主要是通过谷胱甘肽过氧化物酶，在细胞质中消除代谢产生的过氧化物。

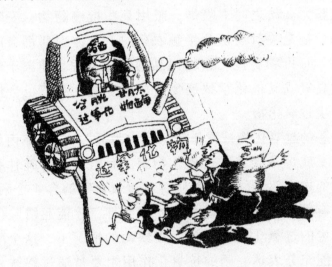

二者的保护途径不同，却是相互配合，相互补充。当机体有充足的硒和维生素 E 时，可以满足代谢活动各方面的需要；当维生素 E 的摄入不足时，硒可以代替部分维生素 E 的作用；当硒摄入量不足时，维生素 E 可以代替部分硒的作用；但各自的特有功能是不可代替的。他们共同的任务是保护细胞。

若把人体比作长城，细胞就如同一块块的砖，每一块砖完整无损，长城才能稳如泰山，坚不可摧；每一个细胞完整无损，人才得以远离疾病，健康长寿。

生物体在进化过程中形成了一整套的防御系统，针对自由基侵害自身细胞的是抗氧化防御系统，其主要内容是抗氧

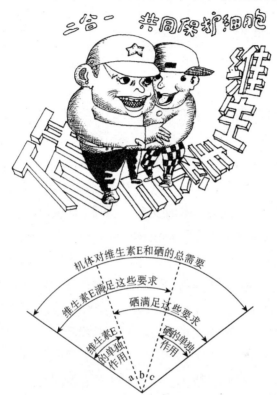

硒与维生素 E 在营养方面相互关系的图解

化酶类和非酶自由基清除剂，由于硒是多种抗氧化酶的必需成分，又与维生素 E 有密不可分的联系，因此，生物体硒水平的高低，直接影响了生物体的抗氧化能力。

系统维护免疫功能

免疫，是人和动物机体的防御性反应。其主要作用是识别"自己"和"非己"，从而清除异物，维持机体内环境的稳定。免疫功能低下，会导致机体抗感染能力下降，有点小小的病源，就会大受感染，甚至达到不可收拾的地步。

免疫系统主要包括体液免疫、细胞免疫和非特异性免疫，硒对免疫功能的影响是全方位的。

例如硒能保护胸腺、维持淋巴细胞活性及促进抗体形成；还能提高 B 细胞的抗体合成和 T 细胞的增殖。由于这些方面过于专业，不能在此细说，仅就巨噬细胞的吞噬能力和杀菌能力（非特异性免疫功能的表现）来窥视一点硒维护免疫功能的实力。

当血液中吞食细菌的巨噬细胞吞食细菌后，便把细菌包在"杀伤室"（吞噬泡）中，这时巨噬细胞的耗氧量比平时猛增 10—12 倍，是为了利用氧形成过氧化物来消解细菌体，完成杀死细菌的使命。

研究发现在缺硒状态下，巨噬细胞也有吞噬细菌的能力，但不能立即致细菌于死地。经补硒后，巨噬细跑的杀菌能力提高了 2 倍。说明在有充足硒的情况下，才出现强大的杀菌能力。参见表 2。

表 2　　　　　　　缺硒对巨噬细胞杀菌能力的影响

组别	试验牛数	吞食率 （吞食的细胞数/100 个巨噬细胞）	杀菌率 （杀死细菌数/吞食的细菌数，%）
缺硒	3	263 ± 20	17 ± 3
补硒	3	268 ± 16	52 ± 9
显著性		差异不显著	差异显著（$P < 0.025$）

在巨噬细胞消解细菌的过程中，常会有些过氧化物从"杀伤室"中逸出而侵入巨噬细胞的其他部位，造成对巨噬细胞自身的伤害，使巨噬细胞在完成杀菌任务的同时壮烈牺牲。而谷胱甘肽过氧化物酶就有在杀伤室外消灭逸出的过氧化物的作用，专司保护巨噬细胞自身之职，延长这些白细胞的寿命，提高机体的抗感染能力。

另外还发现硒可起到免疫佐剂的作用，大家知道，养鸡必需按时作新城疫免疫（俗称打鸡瘟疫苗），当把亚硒酸钠加到疫苗中一起免疫鸡时，竟非常显著地提高了免疫效果。

还有人将疟原虫疫苗给老鼠注射，注射的是致死量，也就是说接受注射的老鼠都会感染疟疾而死，但在与硒同时注射的情况下，老鼠全都耐过了疟原虫的侵袭，一个都没死。

免疫是人体的重要防卫体系，免疫系统的伤害可以危及生命，硒系统维护着机体的免疫功能，当然就提高了对疾病的抵抗能力。并且可以细细地体会，硒是通过保护免疫系统的各种细胞，使各种细胞都能保持正常的活力而调整好人体全方位的免疫功能的，包括体液免疫、细胞免疫和非特异性免疫。所以说硒的维护免疫功能是根本性的，是全面的，硒的这种作用是其他物质难以替代的，这是硒能健身祛病的重要原因。

参与调节蛋白质合成

最近研究发现，硒不仅影响谷胱甘肽过氧化物酶的活性，而且与谷胱甘肽过氧化物酶蛋白的量及基因转录有关。表明硒直接参与谷胱甘肽过氧化物酶蛋白的合成。

硒可增加抗癌基因的转录，抑制癌基因的转录。体外培养 BEL－7420 人肝癌细胞时，补加亚硒酸钠后，利用点杂交技术发现，癌基因表达明显降低，而抗癌基因表达则升高。

整体小鼠试验也获得了类似的结果，即植入肝癌细胞的小鼠，检测不到抗癌基因的表达；补硒后，抗癌基因水平明显升高，而且随时间的延长，升高的幅度加大，与此同时癌基因的表达水平降低。

硒的调节蛋白质合成的功能，使人比较容易理解为什么硒能刺激免疫球蛋白的产生和能在细胞结构的修复中起作用。

硒是人体内神奇无比的天然解毒剂

硒可以与元素周期表上的任何元素结合形成化合物，能与金属或非金属元素结合成稳定的硒化物。

在生物体内，硒可以与带正电荷的有害金属离子相结合，形成金属—硒—蛋白复合物，在含硫氨基酸、维生素 C、维生

素 B_6 等物质的帮助下把能诱发病变的有害金属离子直接排出体外，或以胆汁分泌排出体外，消解了有害金属离子的毒性，起到排毒和解毒作用。

解 铅 毒

铅是一种不可降解的、具有强神经毒性的重金属元素，被认为是出现在人类文明史中最严重的环境污染物之一。

铅广泛应用于工业、交通等许多领域，在环境中可长期蓄积，能通过食物、水和空气进入人体危害健康，例如铅能损害骨髓造血系统引起贫血，损害神经系统引起末梢神经炎，出现运动和感觉障碍。

人们在日常生活中怎样来摆脱铅的污染呢？我们可以从四膜虫的试验中找到线索。

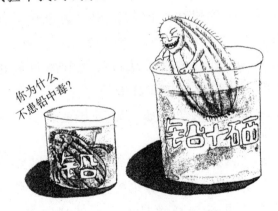

四膜虫（Tetrahymena Pyriformis）是一种世界性淡水纤毛虫，是单细胞真核动物，接近于高等动物细胞，常被选用为研究微量元素对生物体作用的模型。把铅离子加到四膜虫生活的培养液中，当铅浓度超过 0.01 微克/克时，四膜虫的泳动速度就降低了，铅离子的浓度越高，泳动速度下降越多。

但是，在培养液中加了硒，就能明显提高四膜虫的泳动速度，即使有了铅离子，泳动速度仍能接近正常。说明，硒明显减少了铅对四膜虫的伤害，硒能解除铅对生物的污染（张惟杰等在研究镍离子对细胞分裂的影响时，同样观察到用硒处理过的四膜虫细胞对镍离子产生了明显的抗毒性能）。

高秋华等（1995）在实验小鼠饲料中加入醋酸铅，造成铅中毒，同时设立加硒的对照组，结果表明喂硒＋铅的动物与只喂铅的相比，肾脏中蓄积的铅量降低了45%。肾铅含量是反映体内铅蓄积毒性的指标，从而说明了硒有明显降低铅蓄积毒性的作用。

高希宝等（2004）研究发现，经醋酸铅灌胃以后的大鼠，听力明显下降，而锌和硒能使这种铅中毒引起的听力损失得到恢复。

高希宝等认为硒能使大鼠免遭铅毒的机理是硒能在胃肠道拮抗铅吸收，减少铅在体内的蓄积，加速铅的排泄。对已经进入体内的铅，可以形成铅—硒—蛋白复合物而排出体外，降低血铅水平。另外，硒还可通过谷胱甘肽过氧化物酶来清除铅毒引起的脂质过氧化物和自由基。

婴幼儿对铅的影响更敏感，铅对儿童智力、注意力、听觉及语言功能都有影响。

王郁文等（1999）报道：近年来，环境铅暴露对儿童健康的危害日益受到关注。为寻求安全有效的除铅制剂，对来自门诊的患有小儿行为异常且伴有血铅增高及血硒降低者，进行补硒治疗并追踪观察。

检测血铅及血硒者196例，其中血铅增高者164例，血硒低于正常值者112例。对其中的44例进行补硒并追踪检测血铅和血硒浓度。

临床观察结果表明：患多发性抽动症、厌食症及注意力缺陷伴学习困难的儿童，经补硒1—3月后，复查血铅浓度普遍降低，说明硒是有效防治铅中毒的制剂。

认为本观察组儿童缺硒发生率高的原因可能是：硒摄入量不足；硒吸收不良；疾病过程中硒消耗增加；由于血铅浓度高，铅在体内与硒结合，使硒的生物利用率降低。

有血铅增高的行为异常儿童，宜常规检测血硒浓度，有血硒浓度降低者，即时补硒（遵医嘱），可望在提高整体健康水平同时，又能消除体内有毒的金属铅。

崔清华等（2002）以酿酒酵母细胞为实验材料，在分子水平上研究了铅和硒对端粒长度、端粒酶及端粒结合蛋白的影响。端粒是染色体末端的特殊 DNA 结构，其长度与衰老、死亡和癌症密切相关，可作为细胞寿命的表征因子。结果发现：与对照组相比，添加铅的培养基中培养 100 代后的酿酒酵母细胞中端粒 DNA 的平均长度缩短，端粒结合蛋白含量减少，而且蛋白的二级结构受到扰动、端粒酶活性降低，43%的细胞死亡。加硒培养 100 代后的酿酒酵母细胞与对照组相比，细胞中端粒平均长度增加，蛋白浓度和二级结构保持稳定，端粒酶活性增加，细胞正常存活。这些结果表明，铅对酿酒酵母细胞端粒有损伤，而且损伤在子代细胞中有累积效应；而硒对铅操作具有一定程度的修复保护作用，适量给机体补硒对抑制细胞损伤和衰老有一定作用。

项华等（2002）也指出一定量的硒对铅的遗传毒性有拮抗作用。

长期指挥交通的民警们、长期驾车的司机们以及种种不得不活动在严重铅污染环境中的人们，为了保护自身健康，经常服用点有机硒，显然是明智的选择。

解汞毒

生活中，能够造成中毒的金属，又何止铅一个！

众所周知，美味的金枪鱼（thunnus tonggol）中含有毒的甲基汞，1970 年美国政府曾下令，禁止销售鱼体中的汞达到能使人体中毒浓度的罐制金枪鱼。后经查明，虽然鱼体中含有浓度很高的、完全可以使人体中毒的汞，但鱼体中同时存在的硒可使人免遭汞的危害。基于这一事实，美国政府又撤消了原来发布的禁令。

Woodhall stoptord 报告了一个病例：一位 39 岁的白人妇女，17 岁时曾因使用含汞的浸膏而出现寻麻疹，近二年搬进一个新近用含苯基汞的乳胶颜料粉刷过的房子后，立刻感到阴门瘙痒明显发作，很快遍及全身，继而逐渐出现温疹性皮肤炎，时发疥疮和毛囊炎，并有夜间视力降低、记忆困难及声音撕哑等症状。经一系列详细的理化诊断检查，主要发现血浆硒和红细胞谷胱甘肽过氧化物酶含量低于正常值，诊断为汞过敏。经每天口服 100 微克硒治疗后，除记忆困难外，其他方面都有所好转。硒解除了汞毒，硒拯救了她。

$HgCl_2$ 可诱发人血淋巴细胞姊妹染色体出现的频率显著增高，且有明确的剂量效应关系。$HgCl_2$ 对细胞分裂还有强烈的抑制作用，使细胞分裂周期推迟。$HgCl_2$ 与亚硒酸钠同时作用于淋巴细胞时，$HgCl_2$ 毒性减低，甚至消失，清楚地表明了硒对 $HgCl_2$ 的细胞遗传毒性有明确的防护效应。

武瑞等（2001）选用健康伊沙褐雏鸡，研究硒对汞致雏鸡肝功能损伤的拮抗作用，结果表明汞中毒严重损伤肝功能，硒能有效地拮抗汞对肝的毒性作用。

解 镉 毒

再看硒对镉的解毒作用，镉是高度工业化地区常见的环境污染物，通过食物和饮水进入人体后，能损害肾脏、生殖腺和中枢神经活动。马军等人（1993）的观察结果表明：镉对学习记忆有损害作用，能降低小鼠自主话动量，缩短跳台、避暗潜伏期，延长走迷宫时间，并增加错误次数（可见长期低剂量污染之严重后果！）。补硒可增加小鼠被动回避性反应潜伏期及缩短小鼠走迷宫时间。刘学忠等人（1998）研究证实富硒植物能较强地加快大鼠体内的镉由粪便和尿液排出和减少在体内沉着的作用。多方面结果都显示了硒能拮抗镉的中枢神经毒作用。

人类罹患很多疾病都是由于生活环境的污染所造成的。常见污染环境的有害金属元素，还有锡、砷、镍、铊等等，它们所引起的多种中毒症状都能被硒不同程度地消解。

硒在人体内形成金属—硒—蛋白复合物的这一生理功能，使硒在人类抵御环境污染的搏斗中起到了不容忽视的作用。

硒能解除许多有害金属离子的毒性，还能解除一些有害非金属离子的毒性。

解 氟 毒

氟中毒是我国常见的比较严重的地方病，主要由饮水中的高氟量所致。

从一眼就能看到的氟斑牙，就能知道氟可使骨骼中毒。

边建朝等（1994）在山东梁山县的低硒高氟地区，选择经临床检查和×光片骨盆和上下肢检查确诊为氟骨症患者78

例，氟斑牙患者40例（白垩型19例，着色型15例，缺损型6例），观察口服硒制剂后对体内代谢的影响。

观察结果是两类患者补硒后，血液、尿液和头发中的硒含量都逐渐升高，并维持在正常水平。随着体内硒水平的升高，尿液中氟排出量增加，血液中氟含量也逐步下降，表明补硒使氟中毒患者排出体氟。并且由于患者生活在低硒高氟区，在补硒期间，饮用的仍为高氟水，但因为较长期的补硒，体氟可不断排出，使体内蓄积过量的氟仍得以逐渐减少，可以说明硒是人体内高氟的拮抗剂。

边建朝等（2000）用钼靶×线技术摄氟中毒大鼠骨片，发现氟中毒大鼠先出现骨盆骨结构异常，依次为腰椎、尾骨，四肢改变较晚。经补硒的大鼠骨结构异常及氟骨症出现的时间推迟，例数减少。结论是一定量的硒可拮抗高氟，延缓和降低氟骨症的发生。

陈福尊等（2002）也研究了不同硒水平对慢性氟中毒大鼠的保护作用，将加硒组与未加硒组进行比较，加硒组排氟与摄氟比值升高，氟骨症、氟斑牙发生例数减少，病理资料显示骨组织中骨小梁粗细较均匀，排列有序。与此同时，大鼠摄食、饮水状况改善，体重增加，排尿量升高，可见硒对氟有拮抗作用。

氟对机体的毒性是多方面的，深远的，绝对不是只表现在骨骼系统。

边建朝等观察到补硒促使氟中毒大鼠的体氟排泄，促使高氟所致的心电图改变得以纠正，同时又借助细胞内玻璃微电极技术观察到补硒改善了氟中毒时出现的心肌电生理异常。

孙增荣等（2000）探讨了高氟饮水对小鼠脑功能的影响，结果是饮高氟水的小鼠学习和记忆能力显著落后于对照组。

章子贵等（2001）选用Y—迷宫观察硒对氟致小鼠学习

记忆能力的影响，并用透射电镜和计算机图像分析仪观测分析其学习记忆相关脑区神经突触的结构变化。结果显示较高浓度氟可使小鼠学习能力损伤，并能引起相关神经突触的形态学改变，在给氟的同时给予适当浓度的硒可拮抗氟的这种作用。他们的研究在行为和形态学方面为硒拮抗氟神经毒性提供了证据。

申秀英等（2001）研究了硒氟联合作用对小鼠学习记忆行为的影响，结果是，较高浓度氟能使小鼠学习能力呈显著损伤，一定浓度的硒对小鼠氟致学习能力的损伤可能有改善作用。

再看氟对肝脏的损伤：王爱国等（2001）体外培养人肝细胞，令其接触氟和（或）硒12小时后，用流式细胞仪检测发现氟可使肝细胞凋亡百分率明显升高，一定量的硒可明显拮抗氟诱导的肝细胞凋亡及其对细胞周期的影响；王爱国等（2002）还研究了硒、氟对离体培养的人肝细胞凋亡和脂质过氧化的影响，结果依然是一定量的硒可拮抗氟所诱导的肝细胞凋亡和脂质过氧化。

再看氟对肾脏的损伤：吴建华等（1999）令大鼠饮高氟水120天后，发现氟染毒后使大鼠的血氟水平、尿氟水平等8项生理生化指标均显著升高，谷胱甘肽过氧化物酶活性显著下降，若同时补充硒，则肾脏谷胱甘肽过氧化物酶活性提高，促进尿氟排泄，血氟水平等8项生理生化指标显著下降，结果表明硒对高氟所致肾脏毒性具有拮抗作用。

薛诚等（2000）、杜艾桦等（2000）和章子贵等（2002）分别研究了氟致肾损伤的形态学变化，表明氟使肾脏严重受损，其主要毒作用部位是肾近曲小管，使其上皮细胞变性、坏死、线粒体数目增多，线粒体嵴减少，基底膜局部增厚等线粒体膜系统损伤。补硒后则促进肾脏的氟排泄，降低肾脏脂质过氧化物含量，肾脏的组织病理学和超微结构改变明显减轻，都证明了硒对氟导致的肾损伤有明显的拮抗作用。

申秀英等（2003）还发现高氟能使小鼠肝脏和肾脏内脂褐素含量显著上升，提示了硒可拮抗氟致肾脏组织的氧化能力损伤。

氟的毒性还表现在对繁殖能力的影响。

陈国元等（1999）采用饮水加硒和食物摄氟的方法，发现加氟可使大鼠精子总数减少，存活率降低及睾丸生精过程受到轻度抑制，以及曲精细管管径变小等病理形态学改变。当硒与氟共同作用时，上述变化均有不同程度的减轻。可见硒可拮抗慢性氟中毒所引起的生殖系统的变化。

杨克敌等（2002）在研究硒对氟致大鼠睾丸和附睾损害拮抗作用时发现，对氟致睾丸和附睾脂质过氧化物含量升高及抗氧化酶活性降低具有显著拮抗作用。

写到这里不得不想说一句话：氟的毒性侵犯到哪里，硒的防护作用便出现在哪里！

硒能解除许多有害离子（金属的和非金属的）的毒性，还能解除一些有机化合物的毒性。

解有机化合物毒性

例如二甲基苯并蒽、苯并芘、乙酰氨基芴、二乙基亚硝胺、二甲基肼等等致癌物质，在硒的防护下，它们的毒性都能显著下降。并且发现，在缺硒状态，这些有毒物质（如二甲基肼）的毒性会表现得更强烈。

硒的解毒过程竟是多种多样、复杂多变的。例如，苯并芘必需在体内代谢为中间产物才能致癌，代谢产生这种中间产物时，需要有酶的促进，硒可以降低"产生中间产物酶"

的活性。清除这种中间产物时又需要另一种酶，硒又可以增加"清除中间产物酶"的活性，使已经生成的中间产物尽快分解消除，从这两方面抑制苯并芘的致癌作用。

对一些生物毒素，例如黄曲霉毒素，硒也可以抑制它的强烈的致畸致癌作用。

有一些药物，在起治疗作用的同时，还伴有毒副反应（如顺铂，参见本书第64页所述），硒可以减少它的毒副作用，而且不减弱它的治疗作用。

在人类生存的外界环境中，除了上述离子或有机化合物会侵害人体之外，还有一些肉眼看不见的无形的物质也会侵害人体，辐射就是其中之一。

抗 辐 射

生物膜（细胞膜、线粒体膜等）是辐射损伤的靶，射线作用产生的自由基能攻击生物膜上的主要成分发生脂质过氧化反应，以致造成膜结构的损伤及其功能的破坏，这一点在分子、细胞、整体各个水平的实验都得到了证明。与此同时也证明了在辐射前加硒，减少辐射对机体伤害的效果最好。

樊飞跃等（1996）将一种类巨噬细胞经辐射后，发现细胞特异性吞噬率降低，细胞内脂质过氧化物含量上升，表明辐射造成了巨噬细胞免疫功能和细胞膜的损伤。经在细胞培养体系中加硒，使吞噬率回复，过氧化物含量下降，说明硒对辐射所致巨噬细胞免疫功能和膜的损伤具有保护作用。

刘广青等（1998）研究了硒对低剂量γ线照射的防护作用。用雄性大鼠经钴照射后，观测多项指标，发现小剂量电离辐射增加了体内硒的消耗，硒对辐射引起的体重增长减慢有良好的防护作用，照射后补硒动物的精子畸形率明显低于未补硒的照射动物。说明适量补硒对小剂量电离辐射所造成的损伤有一定的防护作用。

马玲等（2000）的研究结果是硒可显著延长受钴照射小鼠的平均存活时间，提高 30 天存活率和白细胞数，说明硒具有辐射保护作用。

石毅等（2000）的研究结果是硒能明显减轻钴对心肌细胞形态结构的损伤性改变，并可降低心肌细胞培养液中心肌酶的活性，硒对钴引起的心肌细胞损伤有一定的保护作用。

张军等（2002）用紫外线照射体外培养的人肺成纤维细胞，同时设立硒对照组，结果显示紫外线可以诱导人肺成纤维细胞凋亡，硒对于紫外线诱导的细胞凋亡有显著的抑制作用。

刘学东等（1999）用厘米波作用于体外培养的猪视网膜神经细胞，发现照射后谷胱甘肽过氧化物酶和超氧化物岐化酶的活性下降，丙二醛含量升高，变化程度随微波辐射强度增大而增大，硒可减轻这种损伤。

李改平等（2001）的研究结果是硒可显著抑制辐射所诱导的小鼠染色体畸变（$P < 0.01$）。

硒的抗辐射功能不仅对需放疗的患者有实用意义，对于健康人群如何面对现实生活环境中的各种各样的辐射干扰（电视、手机……），也有很现实的实用意义。

上列种种硒的解毒功能，都是科学家们一系列的科学试验，一件件地揭示出来的，这些鲜活的事实使硒获得了"天然解毒剂"的美名。说硒的解毒功能是神奇无比的，真是一点也不过分的。

综上所述，硒的深入人体细胞内部的无处不在的抗氧化作用，系统维护免疫功能，参与调节蛋白质的合成，以及全面的解毒能力，时时刻刻全方位地保卫着人体健康，这是硒能健身防病的根本原因所在。

第八章
适量补硒是人类健康的福音

> 缺硒会引发许多病症，人的健康长寿又需要充分的硒，因此，为了保证我国人民的健康，一定要认真认识适量补硒的重要性和紧迫性，这样才能保持健康，战胜疾病。

缺硒和补硒是世界性严重问题

随着人们对硒认识的提高，许多国家都对本国的硒元素分布状况作了普查。

美国 Kubota 在美国设立了 50 个采样点，采集了 1000 个样品，公布了全国作物含硒量分布图，把美国分为低硒含量区、硒含量变动区、含硒量适中及含硒量高的地区。有些州既有缺硒地区，又有不缺硒地区。说明硒分布的地区性是很强的。

此后，澳大利亚、新西兰、瑞典、丹麦、挪威、芬兰、加拿大、日本和前苏联等国家都陆续报道了本国各地区作物的含硒量。

现已发现，在世界上，地球表面的硒含量很少，而且分布很不均衡，在南北半球各出现一条大致纬向性的低硒分布带，其范围基本上为30°以上的中高纬度，大约包括了40多个国家和地区，部分经济发达地区正在这一带内。

在南斯拉夫塞尔比亚（Serbia），1991年应用家庭预算调查表，计算分析所得结果表明：平均硒摄入量低，血清硒水平低。并认为严重的硒缺乏是巴尔干地方性肾病的主要病因之一，因为严重硒缺乏是所有地方病区唯一观察到的共同特点。

在俄罗斯的具有高湿度酸性土壤的欧洲部分，居民血清中硒含量低，并证明血清硒水平与癌症死亡率之间呈负相关。

在匈牙利，大豆、向日葵、大麦、黑麦等农产品的硒含量均低于其他欧洲国家的同一种农产品，研究结果显示，匈牙利居民由于基本食品低硒而处于低的硒营养状况之中。

按联合国粮农组织欧洲研究网的微量元素研究计划，研究了1989—1995年期间从德国、西班牙和土耳其收集的有代表性的膳食样品硒含量，土耳其居民的硒平均摄入量为23—25微克/日，德国南部巴伐利亚洲的硒摄入水平为40微克/日。

芬兰是几乎全境缺硒的国家，发现存在严重缺硒问题后，先是进口高硒小麦，继而在农田普遍施硒肥，终于使芬兰人的平均硒摄入量达到了美国和北欧国家的推荐量。

中国严重缺硒，中国人要多补硒

我国土地辽阔，地质、地貌、环境和气候复杂，要测出全国作物、牧草中的硒含量水平绝非易事。中国农科院的科学家们组织全国力量进行了调查测定，确定有代表性的采样点和有代表性的作物品种，在全国（除台湾省）30 个省、市、自治区的 1094 个县市（约占全国的半数）布设了 1782 个采样点，采集和测定了 11473 个作物样品的硒含量，以及 805 个土壤样品的硒含量，绘制成中国作物和牧草硒含量分布图。

根据各地区的实际硒含量可见，我国主要作物中含硒量低于 0.05 微克/克的县有 785 个，即约有 2/3 的地区属国际上公认的缺硒地区，详见彩色插图（插图《中国饲料、牧草中含硒量分布图》）。

测定结果显示了不同种类作物的聚硒能力是有很大差别的。大致说来，大豆、小麦、稻谷的含硒量较高，蚕豆、豌豆、玉米较低，甘薯最低。

测定结果中还可以看到，作物中的含硒量受土壤含硒量的影响很大，同一种作物，种在缺硒地区含硒量低，种在非缺硒地区含硒量就高，这是缺硒地区人群缺硒的主要原因。面对我国是一个缺硒相当严重的国家，缺硒又会引起许多病症，人的健康长寿又需要充分的硒，因此，为了保证我国人民的健康，一定要认真认识补硒的重要性和紧迫性。

硒摄入量的科学

　　为了认清人体应该补多少硒，许多科学家经历了艰苦的研究。

　　首先来认识人体必需微量元素的剂量—效应曲线。（图1）所谓人体必需微量元素，就是人体生命过程中必不可少的微量元素，它是细胞或组织代谢绝对必需的微量元素。

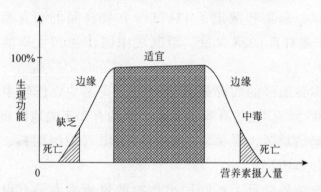

图1　生物必需微量元素的剂量—生物效应曲线（Weinberg曲线）

　　由此曲线可清楚地看到，若摄入量接近0，生物体就不能生存；生理功能达到最佳状态即为适宜摄入量；摄入量超出适宜范围就会出现中毒性症状，甚至可致死亡。人体必需的微量元素都遵循这条曲线所表示的规律：太少了不行，太多了也不行。只是各个元素都有特有的适宜摄入量，所以都有各自的剂量—效应曲线。

　　徐辉碧等（1993）经过数年的研究，绘制成了硒剂量—生物效应曲线（图2），图中实线表示硒的生物效应，虚线表示活性氧自由基浓度的倒数。

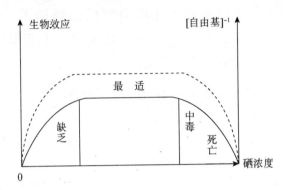

图2   硒的 Weinberg 曲线及对自由基的作用曲线

他们的研究结果确凿地证明了体内硒浓度低下时，硒的生物效应低下，表现为谷胱甘肽过氧化物酶活性不足，活性氧自由基水平较高；硒浓度达到适宜范围时，生物效应最高，谷胱甘肽过氧化物酶活性最高，活性氧自由基水平最低；超出适宜范围则向相反方向发展。

中国预防医学科学院营养与食品卫生研究所的杨光圻教授等，在低硒的克山病地区和高硒的湖北恩施地区，进行了长达 8 年的硒需要量和安全量的研究工作，用独特的研究方法，克服了以往国内外研究中的缺点，取得了科学的硒摄入量的具体数据，详见表3。表中数据明确表示，居民平均每天吃不到 22 微克硒，就会生病了。我国科学家经过对克山病区、病区周围和非病区人群每日硒摄取量的广泛调查，测定出成人每天平均硒摄入量低于 17 微克时，便会出现克山病。另一方面，超过 1540 微克就会出现硒中毒。需要说明的一点是：最大安全硒日摄入量不一定即为最大安全膳食硒日摄入量。硒作为膳食中的一种营养成分，若比例过高，将造成膳食营养素之间的不平衡。杨光圻等根据国内外习惯膳食的调查数据及本项研究结果建议用 400 微克作为最大安全膳食硒摄入量。恩施高硒区暂用 550 微克。曾建议一般膳食硒供应量在 50—250 微克范围。杨光圻教授已经仙逝了，但他领导的研究成果将永留人间。他们的宝贵科研数据已被国内外学者、营养机构和国际组织所采用。

表3　　　不同水平膳食硒供给量对人体健康的影响

膳食硒日摄入量（微克）	对健康的影响
1540	低毒效膳食硒日摄入量
750—800	最大安全硒日摄入量
400	最大安全膳食硒日摄入量
50	推荐膳食硒适宜供给量
22	推荐最低膳食硒供给量

根据以上相关研究，中国营养学会 1988 年推荐的成人每日膳食中的硒供给量为 50 微克/日。

中国医科院在我国人民硒最低供给量标准的建议中，建议的 10 岁以上成人硒供给量为 40—240 微克/日。

美国科学家研究委员会食品与营养委员会推荐的每日硒摄入量为 50—200 微克。国际生物无机化学家协会主席 Schrauzer 博士等人则认为，硒的摄入量提高到食品与营养委员会推荐水平的一倍左右时，可以防止许多癌症病例。

硒　源

人可从饮水和食物中获得硒。

硒在海水中的含量为 4—6 微克/升。在河水中的含量为 0.5—10 微克/升。北京地区自来水中的硒含量为 1 微克/升，也就是说喝 1 升水，仅能获得 1 微克硒。可见人从水中摄取的硒是微乎其微的，食物中的硒才是人摄取硒的主要来源。

纵观食物中的硒含量，可初步看到如下规律：一般蛋白质含量高的食品，硒含量也较高。食品硒含量从高到低的大致顺序为：动物内脏、海产品、鱼、蛋、肉、蔬菜、水果，其中蛋黄高于蛋白。

总的来看，动物蛋白是硒的可靠来源，蔬菜中蘑菇和大蒜的硒含量比较高，其他蔬菜和水果的硒含量比较低。因此，素食者的饮食中，硒的含量是比较低的。

海产品的硒含量很高，但它的硒利用率较低，因为海产品中常含甲基汞等环境污染物，必须有相当数量的硒去解除汞毒等，用于其他方面的硒自然减少了。

生活中有许多情况从膳食中得不到满足自身需要的硒，例如生活在低硒地区 的人群，患了病的人群，在高海拔等缺氧环境中生活和工作的人群（例如在 那里坚守岗位保卫祖国的可爱的边防官兵），在空气污染较大的环境（铅离子、粉尘……）中生活和工作的人群（例如辛勤的指挥交通的警察），还有工作繁忙、学习紧张、体力劳累以及年老体衰的人群等等，应该在正常饮食之外适量补充一些硒元素是有益无害的。

新西兰的 Penland（1996）报道了一系列硒摄入量与精神状态有关的研究结果，说明了适量补硒使人的精神状态变得精力充沛、情态宜人，特别是硒摄入量偏低，处于低硒状态，但还没有发现有什么明显病症的人，持续少量补硒能改善人的情绪。

作为补硒的硒源，主要有两类：无机硒或有机硒。无机硒主要指的是亚硒酸钠或硒酸钠。植物（或食用菌、微生物）

在生长过程中吸收了土壤（或培养基）中的无机硒，使硒与自身的结构功能相结合，形成了各种各样的硒蛋白，如硒胱氨酸、硒半胱氨酸、硒蛋氨酸、或硒多糖体等等，这些就是经生物转化的天然有机硒，他们作为生物体的一部分而参加新陈代谢维持生命活动。

在缺硒时，人体补充了适量的无机硒或有机硒，都可提高血硒、发硒水平，都可提高谷胱甘肽过氧化物酶的活性，使人脱离缺硒状态。

但是，1983年美国Whanger实验室首先发现补充有机硒（主要是硒蛋氨酸）可提高红细胞中的硒含量，而补亚硒酸钠却没有这样的效果，于是引起人们开展了补充有机硒或无机硒效果差别的研究。总体来看，最重要的差别在于：有机硒的生物活性强，特别是有机硒可提高血红蛋白和血浆中蛋白的硒含量。

这一点非常重要，当发生硒缺乏或患病时，肝及血液中的硒含量迅速下降，把硒调动到病患部位去加强清除"体内垃圾"的作用。因为硒与血红蛋白之间存在两种连接方式，一种是通过硒蛋氨酸形式的较紧密的连接，另一种是通过硒半胱氨酸形成的比较松散的连接，一旦机体需要硒时，就可能首先动用连接松散的那部分硒，使硒脱落下，服从调遣。因此认为血红蛋白上的硒是硒的储备之处。

无论采用何种硒源补硒，必须强调的一点是：要明白补进了多少硒。也就是说服用的硒产品必须有明确标定的硒含量，这样才能根据自身需要适量摄入，安全健康。

硒怎样进入和排出人体

人体的消化道、呼吸道、皮肤、皮下、肌肉或静脉都可以吸收硒，吸收的硒可以是无机硒（主要是亚硒酸钠），也可以是有机硒（主要是硒代胱氨酸和硒代蛋氨酸）。平时，都是从膳食中吸收硒，主要的吸收部位是十二指肠，胃和大肠几乎不吸收。

从十二指肠吸收的硒首先进入血液，与红细胞的血红蛋白和血浆中的白蛋白或 α 球蛋白结合，通过血浆运载，输送到各组织器官。首先分布到血液供给量丰富的地方，血液供应越丰富的器官，分布越多，随后按器官与硒的亲合力有选择地再分布。硒主要分布到肝、肾和生殖腺，其次是血、脾、心、肌肉、胰、肺、脑、骨及消化道。

硒的排泄途径主要是尿、粪或呼气。体内硒的主要排出途径是经尿排出，如大鼠尿中硒的形式是三甲基硒阳离子和一种未确定的 u－2 物质。未被吸收的食物硒和少量随胆汁、胰液及肠液一起分泌到肠内的硒，由粪便排出。当动物饲料含大量硒时，可以挥发性状态的二甲基硒化合物的形式，经肺部排出，呼气中便出现了大蒜气味，但这种情况在人群中是很少见的，只有在摄入量过大时，此途径才起作用。

吸收进体内的硒是否永远存在于体内，假如不是的话，一般经过多长时间可以排出体外？或者说吸收的硒可以在体内存留多少时间？在微量元素的研究中，以机体排出所吸收的元素的一半量所需要的时间，简称"生物学半减期"来表示元素在体内生物转运的速率。有些元素的生物学半减期很长，如钚约 200 年，锶约为 40 年，镉为 20 年以上，说明一经吸收后是很难排出的。采用一次注射 ^{75}Se 亚硒酸钠后，测定硒在体内存留的方法，观察到硒在人体内的半减期。肌肉中硒的生物学半减期为 100 天，肿瘤为 70 天，肝脏 50 天，肾脏 32 天，血清为 28 天，这是 6 例供试者的实验结果。还有其他不同的实验结果，但也都是以"天"计算的，说明硒的代谢是比较快的，能够不断吸收，不断排出，同时也说明人体需要不断地补充硒元素。

终生补硒，终生健康

国际生物无机化学家协会主席，著名的施劳斯（Schtauzer）教授做了一个很有说服力的实验：他使一组小鼠饮水中的硒浓度达到 1 微克/克，这时，小鼠的肿瘤发病率为 10%，过了 13.8 个月后，饮水中的硒浓度逐渐降到 0.15 微克/克，这时肿瘤的发病率便渐渐上升了，最后竟达到 69%；用另一组小鼠，进行了相反的试验，开始时饮水中的硒浓度仅为 0.15 微克/克，这时肿瘤发病率为 69%，也是经过 13.8 个月后，硒浓度逐渐增加到 1 微克/克，这时肿瘤的发病率便下降了，最后降到 46%。这个试验说明，必须终生从饮食中得到足够的硒，才能有较高的防癌抗病能力。

Schrauzer（1980）令 9 名健康人每人每天服 3 片硒酵母（即摄入硒 150 微克），其服 5 周。在开始服硒后的第 1、3、5 周周末，以及第 9、11 周（补充硒结束后的第 4 周及第 6 周）

周末采取血样，测全血的血硒含量。测完结果显示：补充有机硒后，血液中硒浓度逐渐升高，停止补硒后，血硒含量缓慢下降。

青海省贵德县医院段文瑛院长的临床观察，也发现了病情的反复与血硒变化息息相关。如窦性心动过缓患者经补硒后，心律达正常水平。中断服硒，病情出现反复，再次补硒后，病情改善。说明经常地合理补硒，对人体健康素质的提高是很重要的。

从动物试验、人体试验及临床观察都可以看到人应该不断从饮食中得到足够量的硒，不能及时补充，就会降低祛病能力。

在理论和实践方面对硒的研究都颇有建树的徐辉碧教授，在综述了硒的抑癌效果后，写道：如果人们能在整个一生从饮食中不断得到足量的硒，就能持续有效地预防某些癌，如果一旦停止硒的补充，就会降低防癌能力。对一个健康人来说，即使在年龄较大的时候补充硒，仍然是有效的。

人应该像摄取淀粉、蛋白质和维生素一样，必须摄入足够量的硒。

延伸：

陆肇海先生从硒能提高红细胞的变形性、帮助机体在缺氧环境中降低红细胞压积而提高血液供氧能力，以及硒保护心肌等方面揭示了硒增强运动器官供氧的途径。还从硒可减少应激反应时的种种氧化损伤、迅速降低运动后血乳酸含量和增强训练机体的免疫功能这些方面阐明了硒可降低应激反应的运动损伤。最后根据我国的缺硒现状和一些运动员的硒营养情况提出适量补硒，提高运动能力。

这是他在深刻了解了硒的神奇功效，领悟到硒营养与运动能力髓质的内在联系而撰写的一篇好论文（曾于 2001 年在《中国食物与营养》摘要发表），是对硒与健康关系理解的深入延伸。

2013 年 4 月初《生命时报》报导了一则消息，称运动员服用了英国营养专家发明的营养品后，其中有几位运动员竟荣获了奥运冠军，硒正是这种营养品的重要成分之一。英国人是不是先行了！真心希望中国运动健儿在硒的帮助下更上一层楼锦上添花。

此外，还能窥视到硒与哪些生理功能有怎样的内在联系呢？例如为什么得病了血硒含量就偏低，病情越重血硒水平越低；补硒后少得病，得了病的症状轻康复快。为什么硒与一些治疗药物并用时会有提高疗效的作用呢？翘首期待科学家们对硒与健康关系的理解有新的深入延伸。

适量补硒，提高运动能力

——试析硒营养与运动能力的内在联系

陆肇海

硒在防治克山病和大骨节病中的作用已成为无可辩驳的事实。硒在保护肝脏、心血管、胰腺以及抗癌和抗衰老等等方面的已有成就，已越来越使人们深刻地认识到硒对提高人类生命质量的重要生物学作用。近年，硒营养与运动能力的关系也已渐渐引起人们的重视。

在运动中，运动员的耗氧量可以增加几十倍，与静息相比，处于氧应激状态。长期训练使机体经常处在氧应激状态[1]。机体为了适应耗氧量的急剧增加，在神经内分泌系统的调控之下，引起一系列生理生化改变[2]，改变的核心是增加供氧和消除应激反应的运动损伤。

1. 硒增强运动器官供氧的途径

1.1 提高红细胞的变形性

当运动员在训练时，急需向有关肌纤维细胞大量输氧，承担输氧任务的主要是红细胞，红细胞的一般直径为 $8.5\mu m$[3]，

---

① 郭建军等，不同硒营养和运动对小鼠免疫和抗氧化功能的影响，营养学报，1999，21（3），258—262

② 程义勇，微量元素对于维护机体内环境稳定性的作用，第八届亚洲营养会议简介。第5页

③ 昊襄，生物学大纲，1958，高等教育出版社，296

在毛细血管的最远端（前毛细血管之后分出的毛细血管）管径只有4—8μm①，红细胞在出入内径比自身直径还要小的毛细血管时，必需经过变形才能顺利通过②（图1）。

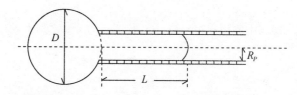

图1 *D* 为红细胞未被吸入微管部分的直径、
L 为红细胞被吸入微管部分的长度、
R_P 为微管内半径

（借微吸管吸取红细胞的模式图说明红细胞的变形性⑤）

红细胞的变形性越强，越能灵活出入毛细血管及时滋养肌细胞，使其代谢旺盛，处于最佳生理状态，可见红细胞的变形性对提高运动能力至关重要。

运动员的红细胞变形性是可通过训练而提高的。国家体育总局科研所的洪平等令健康雄性大鼠每天游泳（水温30℃）60分钟，训练一周，红细胞变形性即有显著上升③。说明在由运动产生氧应激时，机体自身能提高红细胞的变形性，这是机体对氧应激的良好适应。

为了提高运动能力，为了增加红细胞的变形性，运动员们进行着各种各样艰苦的长期训练。

近代研究发现，硒对血液流变学有显著影响，如刘为民等已报道缺硒（同时缺VE）使红细胞变形性下降，补硒使红

① 修瑞娟，微循环——微妙的生命泉源，微循环学杂志，1997，7（1），1—3
② 黄益民等，自由基对红细胞膜分子流动性的影响，中国生物医学工程学报，1998，17（1），65—69
③ 洪平等，模拟不同海拔高度训练对大鼠红细胞变形性的影响，中国应用生理学杂志，1998，14（4），296—299

细胞变形性明显提高（同时补 VE 的效果更好）[1]。李爱阳等也观察到补硒提高了红细胞变形性[2]。

对硒能提高红细胞变形性的机制也有了相当深入的认识：红细胞膜上决定膜弹性特征的最重要结构是膜骨架，它覆盖在红细胞膜的内侧[3]，起着支撑细胞膜和维持膜完整性的作用，且富有弹性，而使自身可以变形[4]，当红细胞受到一定压力作用时，能保持或迅速恢复自身原有的特殊形态[5]；膜骨架蛋白主要由血影收缩蛋白构成（图 2）[6]；硒对红细胞膜骨架有直接的稳定作用。

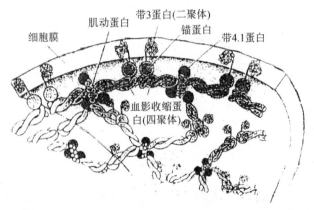

图 2　红细胞膜骨架结构的模式图[6]

① 刘为民等，硒和维生素 E 不足对大鼠血液流变学影响初探，营养学报，1995，17（1），22—25

② 李爱阳等，硒对高胆固醇血症家兔血液流变性的影响，微量元素与健康研究，1999，16（1），10—12

③ 黄益民等，Fenton 体系、H_2O_2 损伤红细胞膜分子流变性的比较研究，中国生物医学工程学报，1999，18（1），49—56

④ 黄益民等，自由基对红细胞膜分子流动性的影响，中国生物医学工程学报，1998，17（1），65—69

⑤ 刘为民等，硒和维生素 E 不足对大鼠血液流变学影响初探，营养学报，1995，17（1），22—25

⑥ 杨福愉，微量元素硒与人红细胞膜骨架，自然科学进展——国家重点实验室通讯，1993，3（6）481—488

研究中发现：大骨节病患儿红细胞膜的硒含量低，膜的 Na·K–ATP 酶活性及膜流动性也都明显下降，并且二者呈平行关系；当红细胞在体外'老化'过程中，在培养液中加硒，能明显防止'老化'过程中 Na·K–ATP 酶活性和膜流动性的降低；血影收缩蛋白经'老化'很容易从人红细胞膜解离下来，而硒可以减少血影收缩蛋白的解离（图 3），对于膜骨架与膜的紧密结合具有明显的稳定作用；硒确能阻止血影收缩蛋白寡聚体、四聚体解聚为二聚体，并能促进二聚体转化为四聚体，这样的血影收缩蛋白才能使红细胞膜保持合适的流动性，并使 Na·K–ATP 酶保持较高的活性；适量的硒可促进血影收缩蛋白与肌动蛋白联结，增强整个膜骨架的稳定性[①]。

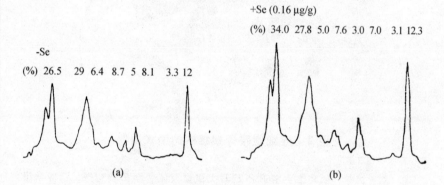

图 3　硒防止人红细胞膜血影收缩蛋白（Spectrin）的解离　（a）'老化'红细胞膜 SDS 聚丙烯酰胺梯度凝胶电泳扫描图。26.5 为带 1 + 带 2（即 Spectrin）相对的含量；（b）'老化'过程中加入 0.16μg/g Se 的电泳扫描图，Spectrin 的相对含量为 34.0

　　① 杨福愉，微量元素硒与人红细胞膜骨架，自然科学进展——国家重点实验室通讯，1993，3（6）481—488

这些比较深入的现代研究结果，都说明了硒可以提高红细胞的变形性。那么，运动员在长期艰苦训练的同时，适量补硒，应该更有利于提高红细胞的变形性，更有利于提高运动能力。

1.2　降低红细胞压积，提高血液供氧能力

红细胞压积是血液中红细胞数量的参考值，是血液流变学的一项重要指标。

当机体的生活环境中氧含量不足，或是机体内的一些应激反应特别需要大量供氧的情况下，机体为了适应缺氧环境，血液中的红细胞数会代偿性地增加。如中国中年男性红细胞压积与海拔高度的相关系数（r）是：$r = 0.834$，$r_{0.01} = 0.208$，相关性非常显著，表明随海拔高度的逐渐增加，空气中氧含量逐渐减少，血液中的红细胞数逐渐增加[①]。

但是，红细胞数的过度增加（男性红细胞压积≥54%，女性≥50%）[②]，会导致血液粘滞度也过度增加，血流变慢，致使对组织供氧不利[③]。如王小珍等在海拔3417米地区，选择年龄、身高和体重基本相同的高原红细胞增多者（红细胞压积≥60%）和健康人，研究了高原红细胞增多对最大摄氧量和运动能力的影响，请受试者进行逐级负荷运动试验，分别戴上专用面罩，进行递增负荷踏车运动，经各专用仪器精密测量多项生理指标而得到的结果是，红细胞压积与每搏量呈显著负相关。并指出红细胞压积与运动能力呈负相关。

---

①　葛森，中国中年男性红细胞压积参考值与海拔高度的关系，中国应用生理学杂志，1999，15（1），95

②　陈生长，红细胞，中国大百科全书，现代医学分册，中国大百科全书出版社，1993，第509页，第511页

③　洪平等，模拟不同海拔高度训练对大鼠红细胞变形性的影响，中国应用生理学杂志，1998，14（4），296—299

说明红细胞压积增加，使血液粘滞度提高，心排出量降低，氧的传送系统受限，导致最大摄氧量降低和运动能力降低[1]。

怎样才能降低红细胞压积呢？

刘为民等在研究硒和 VE 不足对大鼠血液流变学影响时观察到，缺硒使红细胞压积提高，补硒使红细胞压积降低[2]。李爱阳等也观察到补硒后红细胞压积明显降低。由于血液粘度随红细胞压积呈指数上升，因此降低红细胞压积可使血液粘度明显降低而活化血液流变性[3]。

中国农业科学院苏琪和刘强等在缺硒的青海高原研究了硒对高原缺氧的影响，选用 2 周龄美国 AA 商品代肉鸡，分别在海拔 2300 米、3000 米及 4000 米饲养三周，结果表明，试验鸡血的红细胞数和血红蛋白含量部随海拔的提高而增加，经过补硒，红细胞数和血红蛋白含量都出现下降[4]。

显然，硒增强了红细胞的携氧能力，适量补硒可以帮助机体在适应缺氧环境（高海拔或训练，周围环境或内环境）时降低红细胞压积提高血液供氧能力。

1.3 保护心脏，增强供氧能力

激烈运动之后，心跳速度加快、力度增强，这是心脏在

---

① 王小珍等，高原红细胞增多对最大摄氧量和运动力的影响，中国应用生理学杂志，1998，14（1），56—58

② 刘为民等，硒和维生素 E 不足对大鼠血液流变学影响初探，营养学报，1995，17（1），22—25

③ 李爱阳等，硒对高胆固醇血症家兔血液流变性的影响，微量元素与健康研究，1999，16（1），10—12

④ 苏琪和刘强等，不同海拔高度和低硒环境对雏鸡的影响。食物链中微量元素硒及其对我国人畜影响的调查研究汇编（二）（高原地区部分）1993，3—4 页

加速向作功的肌肉输血供氧。而心肌自身也会受到缺氧的伤害。

刘红刚等将健康大鼠分作补硒组和未补硒组，从上海市（海拔 5 米）空运至兰州市（海拔 1500 米），模拟人类阶梯式进入高原的方式，再逐级携往海拔 3416 米和 4700 米高原。实验结束时，作组织切片，用光学显微镜和电子显微镜观察心肌结构。观察到的主要损伤表现是：浊肿、空泡变性、液化性坏死、间质水肿、膜系统损伤、收缩成分破坏、糖元颗粒减少及染色质边聚等等。这些损伤的严重程度是：高海拔重于低海拔；补硒组轻于未补硒组。实验证明了高原急性缺氧心肌损伤的存在，同时证明了硒对心肌缺氧保护作用的存在[1]。

医学界在防治克山病的研究中，已经充分证明心脏是对硒十分敏感的器官。世界各国有关学界已经明确缺硒损伤心肌、补硒保护心肌这一事实。近年又用斑点印迹法分析技术[2]、细胞内微电极技术[3]等现代生物技术手段，从细胞水平和分子水平深入确切地肯定了缺硒损伤心肌。

还有实验证明了硒可显著改善心肌的收缩性，可使主动脉流量、每搏输出量、冠脉流量、心输出量、左室最高压等 9 项指标一致向提高心肌收缩力量的方向转化[4]。又用心脏体外

125

---

① 刘红刚等，硒对高原急性缺氧心肌的保护作用，中华预防医学杂志，1990，24（1），22—23

② 李荣文等，Se 和 VE 对大鼠心肌球蛋白重链基因表达影响的研究，营养学报，1997，19（1），1—5

③ 段耀奎等，低硒并低铬对大鼠心肌细胞电生理的影响，微量元素与健康研究，1999，16（1），1—3

④ 张爱元等，硒与冠心病的研究进展，微量元素与健康研究，1995，12（1），54—55

培养的方法，证明了补硒可延长心脏搏动时间[①]

还从提高心肌能量代谢的角度证明硒能改善心肌细胞对胰岛素的摄取和利用，而胰岛素能帮助葡萄糖从毛细血管进入心肌细胞，加速葡萄糖的氧化速率，还可活化肌浆网 C_a^{+2} 刺激 ATP 酶活性，从而增加心肌细胞的正性肌力作用[②]。

硒保护了心肌，就是保护了供血和供氧的泵，也就是保护了增强供氧能力的基础。

2. 硒降低应激反应的运动损伤

2.1 减少过氧化损伤

在一定条件下，强烈的或持久的应激反应常可引起机体组织发生病理性改变，其中诱发的活性氧自由基以及脂质过氧化物的损害作用最为突出。研究证明，绝大多数应激反应都可引起体内过氧化反应增强[③]。剧烈运动和长期训练引起的氧应激反应也不例外，在使机体耗氧量猛增几十倍的同时，大量产生自由基和脂质过氧化物[④]。

机体内清除自由基和过氧化物的克星，是细胞膜、细胞质或体液中无处不有的谷胱甘肽过氧化物酶，它可使有毒的过氧化物变成无害的羧基化合物，并使过氧化氢分解，从而

① 朱天义等，硒对缺血性心脏病防治作用的基础研究，中华医学杂志，硒在生物和医学中的应用及进展国际学术研讨会论文汇编，1993，101—103

② 张桂珍等，糖尿病大鼠心肌胰岛素含量与硒和维生素 E 的关系，营养学报，1999，21（2）177–180.

③ 洪平等，模拟不同海拔高度训练对大鼠红细胞变形性的影响，中国应用生理学杂志，1998，14（4），296–299.

④ 郭建军等，不同硒营养和运动对小鼠免疫和抗氧化功能的影响，营养学报，1999，21（3），258–262.

保护细胞膜的结构和功能[①]。谷胱甘肽过氧化物酶是一种含硒酶，机体内硒营养不足它的活性就降低，硒营养充足活性就提高，其生物学效应与浓度的关系符合 Weinberg 曲线[②]。

国家体育总局运动医学研究所的郭建军等研究了小鼠的不同硒营养和运动对机体抗氧化功能的影响[③]，研究结果表明：①无论是静息或训练状态，低硒使肝脏的谷胱甘肽过氧化物酶活性只及适硒状态的 6.1% 或 7.7%，肝脏中脂质过氧化物含量分别为适硒状态的 105% 或 177%。②训练使肝脏中脂质过氧化物含量升高，在低硒情况下，训练组比静息组几乎增加一倍，即便经过补硒，运动后的脂质过氧化物含量仍然高于相应的静息时。③训练时补硒显著提高肝脏谷胱甘肽过氧化物酶的活力。与此同时，训练中补硒使脂质过氧化物含量显著下降。

不难看出，硒营养良好则机体抗氧化功能完善，可以消除训练时大量增加的自由基，从而减少氧应激反应的过氧化损伤，降低运动损伤，而低硒状态下训练，则得不到硒的保护。

硒能保护机体减少运动损伤的机理，可以从硒对心肌和血红蛋白氧化损伤的保护作用中看出些其中的内在联系。

在进行体外循环手术时，心肌经短时间缺血后，冠状静脉窦中会产生大量自由基和脂质过氧化物。假如在手术前每天口服硒 400 微克，连服 5—12 天，则从手术后 5 分钟开始，心肌自由基水平会显著降低到未服硒组的 50% 左右，至手术

---

① 程义勇，微量元素对于维护机体内环境稳定性的作用，第八届亚洲营养会议简介。第 5 页.

② 徐辉碧等，微量元素硒的生物效应与活性氧自由基，中华医学杂志硒在生物和医学中的应用及进展国际学术研讨会论文汇编，1993，34–38.

③ 郭建军等，不同硒营养和运动对小鼠免疫和抗氧化功能的影响，营养学报，1999，21（3），258–262.

后 20 分钟即可基本恢复到术前水平。脂质过氧化物的含量也只相当于未服硒对照组的一半左右[1]。

红细胞在转运氧的过程中，大量的氧反复穿过膜，与氧反复混合，细胞膜又含有大量的多不饱和脂肪酸，极易吸附氢原子，红细胞内的血红蛋白又可提供催化产生损伤性自由基的铁离子，所以红细胞极易受到过氧化损伤[2]、[3]。有人比较了不同硒水平人群红细胞的抗氧化能力，结果显示血红蛋白被氧化的量与红细胞谷胱甘肽过氧化物酶的活力呈现非常显著的负相关关系，当酶活力由 6.35 上升到 27.98 时，被超氧离子自由基氧化的血红蛋白的比例由 10.28% 减少到 1.67%[4]。

2.2 使运动后血乳酸含量迅速下降而消除疲劳

导致机体疲劳的最终产物是乳酸，静息时血乳酸含量有一基础值，剧烈运动时机体耗氧量可以增加几十倍，作功肌肉不能及时得到充足的氧而处于相对缺氧状态，必需进行无氧酵解供能，这时糖元分解产生的丙酮酸在乳酸脱氢酶的作用下生成乳酸。大量乳酸在肌肉组织内堆积，影响肌肉的运动能力，产生肌肉疲劳。因此，运动后血乳酸的浓度在一定程度上反映了机体的疲劳状态，常用血乳酸作为评定运动能力的指标。

---

① 黄益民等，硒对心肌缺血/再灌注期间冠状静脉窦血中红细胞流变性的保护作用，中华医学杂志，1998，78（2），101—104

② 黄益民等，Fenton 体系、H_2O_2 损伤红细胞膜分子流变性的比较研究，中国生物医学工程学报，1999，18（1），49—56

③ 黄益民等，自由基对红细胞膜分子流动性的影响，中国生物医学工程学报，1998，17（1），65—69

④ 程义勇，微量元素对于维护机体内环境稳定性的作用，第八届亚洲营养会议简介。第 5 页

在运动之后，血乳酸含量得以迅速降低便可达到抗疲劳的效果，怎样能使运动后的血乳酸迅速下降呢？

唐粉芳和苏琪等令试验小鼠游泳 30 分钟（剧烈运动），在休息 10 分钟和 50 分钟后分别测定血乳酸含量，结果发现补硒组的血乳酸含量非常显著地低于不补硒的对照组，如休息 10 分钟时，补硒组的血乳酸含量比不补硒组对照减少 16%，休息 50 分钟时达到减少 32%[①]。

关于硒降低血乳酸含量的机制，可参考一些相关报道：在红细胞膜上含有带 3 蛋白（Band 3，一种阴离子转运蛋白，见图 2），它大体分为两个相互独立的结构单位（细胞质结构域和膜结构域）独立地执行不同的功能。膜结构域促进 Cl^{-1} 和 HCO_3^{-1}（1:1）的内外交换，这一快速交换保证了红细胞将组织呼吸产生的 CO_2 运送到肺部，对调节血液 pH 值起重要作用。在微量的硒存在时，不提高这种运送和调节活力。[②]

一项单一措施可使血乳酸含量如此大幅度地下降，是很难寻觅的，硒的显著抗疲劳作用应该应用到提高运动能力的实践之中。

2.3 提高长期训练机体的免疫功能

免疫是机体的防御性反应，硒能提高机体免疫功能的研究成果已十分引人注目。如唐粉芳和苏琪等报道[③]补硒组小鼠的迟发型过敏反应显著高于不补硒的对照组（分别为

[①] 唐粉芳和苏琪等，富硒营养粉对人工缺铁硒小鼠免疫、衰老、疲劳等生理指标的影响，北京联合大学学报，1994，18（1），13—18

[②] 杨福愉，微量元素硒与人红细胞膜骨架，自然科学进展——国家重点实验室通讯，1993，3（6）481－488

[③] 唐粉芳和苏琪等，富硒营养粉对人工缺铁硒小鼠免疫、衰老、疲劳等生理指标的影响，北京联合大学学报，1994，18（1），13—18

0.785mm 和 0.601mm，P < 0.05），表明硒能显著增强机体的细胞免疫力；补硒组小鼠的溶血素含量比对照组提高 65%，表明硒能非常显著地提高机体的体液免疫反应；硒还非常显著地提高了巨噬细胞的吞噬功能，补硒后吞噬率（每 100 个巨噬细胞吞噬了鸡红细胞的巨噬细胞数）由 18% 增加到 28%，吞噬指数（每 100 个巨噬细胞吞噬的鸡红细胞总数）由 31 增加到 52，表明硒增强了机体的非特异性免疫力。硒营养能显著影响免疫功能是无可非议的。

长期训练对免疫功能也有显著影响。那么在不同硒营养状态下训练对机体免疫功能的影响如何呢？研究结果[①]表明，（1）低硒训练组外周血淋巴细胞酸性 α - 醋酸萘酯酶阳性且染色呈弥散型的淋巴细胞百分率（ANAE[+]%）以及脾淋巴细胞对 T 细胞有丝分裂源刺激的增值反应能力，即 SI（ConA），显著下降，说明在低硒状态下长期训练对机体免疫功能有损害作用。（2）补硒训练组 ANAE[+]% 以及 SI（ConA）显著升高，说明在训练的同时补硒有益于提高免疫功能。（3）长期训练机体的免疫功能与肝脏的硒含量（该试验饲料硒的最高水平 0.5mg/kg）和抗脂质过氧化的潜能呈显著正相关。

这些研究结果都纷纷说明了在长期训练的同时满足机体的硒营养，对提高训练机体的免疫功能是十分必要的。

3. 我国部分国家运动员的硒营养状况

现有资料中最先见到的关于我国国家队运动员硒营养状态的研究结果，是北京医科大学运动医学研究所吴铃等人的

① 郭建军等，不同硒营养和运动对小鼠免疫和抗氧化功能的影响，营养学报，1999，21（3），258—262

报道①，1991 年 8 月测定了体操队和乒乓球队 47 名运动员的血清硒水平为 83.8ng/ml，1992 年 1 月测定了游泳队、羽毛球队和围棋队 73 名运动员的血浆硒水平为 87.8ng/ml，基于血清和血浆硒水平没有显著差别，可得总平均数为 86.2ng/ml。

北京市区 204 名中学教师的血清硒水平为 112ng/ml，与国内外文献比较，这是一个有较好代表性的测定结果②；有人报道，临床检查用的人体血清硒的正常值为 118ng/ml③；综合国际上 8 个分析实验室的人体血清硒含量的范围是 98—327ng/ml，平均数为 150ng/ml④；181 名健康日本男性的血清硒水平为 156.4ng/ml⑤；216 名美国低硒地区公民的血浆硒水平为 110ng/ml⑥。

与这些参照值相比，我国部分国家队运动员的血清（浆）硒水平是偏低的。分析运动员血清（浆）硒水平偏低的原因，可以考虑到二点。

第一点，长期训练使机体需要更多的硒。

在郭建军等人的试验结果⑦中可以看到，在静息状态，小

---

① 吴铃等，我国优秀运动员硒营养状况的初步研究，中国运动医学杂志，1996，15（1），7—9

② 陈清等，北京市成人血、发、心、肝、脾、肺、肾、肌肉、骨骼硒的水平，中华医学杂志，硒在生物和医学中的应用及进展，国际学术研讨会论文汇编，1993，60—61

③ 陈清、卢国呈主编，微量元素与健康，北京大学出版社，1989，172，174，283

④ 陈清、卢国呈主编，微量元素与健康，北京大学出版社，1989，172，174，283

⑤ 程义勇、蒋与刚编著，生物医学微量元素数据手册，天津科学技术出版社，1994，52，54

⑥ 程义勇蒋与刚编著，生物医学微量元素数据手册，天津科学技术出版社，1994，52，54.

⑦ 郭建军等，不同硒营养和运动对小鼠免疫和抗氧化功能的影响，营养学报，1999，21（3），258－262.

鼠日粮中硒水平达到 0.2mg/kg 时（适硒组），基本可以满足机体对硒的需要，因为日粮中硒水平再提高到 0.5mg/kg 时（补硒组），谷胱甘肽过氧化物酶的活性不再继续提高（分别为 36.8 和 36.7 单位）；在长期训练中适硒组硒酶活性达到 46.5 单位，而补硒组又升到 50.6 单位。根据营养学界将血浆中谷胱甘肽过氧化物酶活性达最高恒定水平的硒摄入量定为硒适宜供给量[①]的原则，对于长期训练而言，日粮中 0.2mg/kg 的硒水平没有达到硒适宜供给量的要求。

第二点，不同运动员有不同的硒需要量。

吴铃等人的报道中指出国家队围棋运动员的硒营养状况不如游泳队员和羽毛球队员，表现在血浆硒水平较低，而血浆中脂质过氧化物含量成倍增加[②]。已有研究指出，健康受试者连续 2 小时从事难题解答活动，可观察到他们血浆中儿茶酚胺（一种肾上腺素化合物）浓度首先升高，接着是长时间的脂质过氧化物增加[③]。可见围棋运动员在对阵下棋时，体内过氧化反应是十分激烈的，这就需要足够的硒来激活足够的谷胱甘肽过氧化物酶去阻止脂质过氧化物的大量产生。

还有人测定了游泳队、羽毛球队和围棋队的每日热能摄入情况，分别依次为 5938 千卡/日、4697 千卡/日和 2418 千卡/日。提示围棋队员的硒摄入量是较低的[④]。

围棋队员在既特别需要硒，又得不到充足硒的情况下，

---

① 杨光圻，人的膳食硒需要量及其安全摄入量的范围的研究，中华医学杂志，硒在生物和医学中的应用及进展国际学术研讨会论文汇编，1993.27—29
② 吴铃等，我国优秀运动员硒营养状况的初步研究，中国运动医学杂志，1996，15（1），7-9.
③ 程义勇，微量元素对于维护机体内环境稳定性的作用，第八届亚洲营养会议简介．第 5 页.
④ 吴铃等，我国优秀运动员硒营养状况的初步研究，中国运动医学杂志，1996，15（1），7—9

血浆中脂质过氧化物只能是成倍增加了。

综上所述，从现有资料来看，硒有利于体育运动时增加供氧，减少运动损伤，运动员比一般人群需要更多的硒。在我们这样的缺硒地区比较广泛的国家，目前部分运动员的硒营养水平是偏低的。

不同体育项目的运动员可能有不同的硒需要，进一步获得各种运动员的硒需要量，将有利于为运动员适量补硒，提高运动能力。

主要参考文献

1. 陈元明：《硒的神秘疗效》、《硒与健康 50 问》（修订版），中国财政经济出版社，1998 年版、2005 年版。

2. 陈清等：《微量元素与健康》，北京大学出版社 1989 年版。

3. 徐辉碧：《生物微量元素——硒》，华中工学院出版社 1983 年版。

4. 李伟格等编译：美国《食物与营养百科全书》选辑（4）营养素，农业出版社 1989 年版。

5. 谭见安：《环境硒与健康》，人民卫生出版社 1989 年版。

6. 第三届、第六届硒在生物学与医学上的作用国际专题讨论会论文集，1984 年、1996 年。

7. 硒在生物和医学中的应用与进展国际学术讨论会论文汇编，1993 年。

8. 中国营养学会第三届微量元素营养专业学术讨论会论文摘要汇编，1990 年。

9. 《营养学报》、《微量元素》、《微量元素与健康研究》等有关杂志的近年各期。